HEYNE BÜCHER

Dr. Reiner Matheis

Heuschnupfen und Asthma

Psychosomatische Zusammenhänge
und Behandlung

WILHELM HEYNE VERLAG
MÜNCHEN

HEYNE RATGEBER
08/9154

Genehmigte Taschenbuchausgabe
Umschlagfoto: ZEFA/M. Thonig, Düsseldorf
Printed in Germany 1988
Satz: Fotosatz Völkl, Germering
Druck und Bindung: Ebner Ulm

ISBN 3-453-00941-X

Inhalt

Wir bedanken uns für freundlicherweise erteilte Abdruckgenehmigungen bei

Allergiker- und Asthmatiker-Bund e. V. (Übersicht der gebräuchlichsten Allergie-Testmethoden)
Beecham-Wülfing GmbH & Co. KG, Neuss (Graphik Niesen)
Karin Friedrich (»Mit der Gasmaske gegen Heuschnupfen«)
Homburg Degussa Pharma Gruppe, Frankfurt (Foto Scratchtest-Quaddeln)
Neuhauser-Nymphenburger Anzeiger, München (Zeichnung Haltestelle)
Erich Pawlu (»Total verschnupft«)
Siegfried Sommer (»Nasenbären«)
Steinheim Verlag GmbH, München (Vereinfachtes Schema zur Toleranzschwelle)
Süddeutsche Zeitung, München (»Streiflicht« vom 6. März 1984)
Verlag Wort & Bild, Baierbrunn (Querschnitt durch die Nase)

Einleitung

Jedes Jahr das gleiche Bild: Tauchen an den Bäumen und Sträuchern die ersten Kätzchen auf, fliegen die ersten Pollen, beginnt für viele die alljährliche Leidenszeit: der Heuschnupfen. Wer kennt nicht den jämmerlichen Anblick des niesenden, hustenden Gegenübers in der Straßenbahn mit geröteten Augen, laufender Nase und nassem Taschentuch in der Hand?

Der Heuschnupfen ist fast zu einer Volkskrankheit geworden. Allein in der Bundesrepublik Deutschland schätzt man die Zahl der Betroffenen auf annähernd eine Million.

Am Modell dieser Krankheit lassen sich die organmedizinisch-immunologischen Vorgänge bei allergischen Krankheiten relativ leicht erläutern. Die Krankheitssymptome sind recht charakteristisch. Die Suche nach dem sensibilisierenden Allergen, d. h. der Substanz, die die Symptome hervorruft, gehört zur Routine des Allergologen (Facharzt für allergische Erkrankungen). Symptomatische und immunologische Behandlungsverfahren nehmen in der ärztlichen Praxis immer größeren Raum ein. Trotz der Fortschritte in der medizinischen Forschung sind die Ursachen der Allergien noch immer nicht völlig geklärt. Die seelisch-körperlichen (psychosomatischen) Forschungsergebnisse sind noch nicht einbezogen und werden sogar oft noch bestritten.

Allergische Symptome können durch Beeinflussung der Psyche zum Verschwinden gebracht, aber auch hervorgerufen und verstärkt werden. Heuschnupfer zeigen manchmal eingeschliffene Reflexe, die z. B. beim Betrachten eines Gemäldes oder beim Riechen an einer künstlichen Rose »Schnupfen« auslösen können.

Man spricht oft von einer bestimmten Persönlichkeitsstruktur bei Asthma- und Heuschnupfenpatienten. Ist das Verhalten, wie bei Asthmatikern angenommen wird, durch die Abwehr gefühlsmäßiger, vor allem zärtlicher und aggressiver Regungen charakterisiert? Zeigt sich ein »zwanghaftes« Verhalten im Streben nach sozialer Dominanz und Kontrolle und in der Unfähigkeit zu tieferem gefühlsbedingtem Kontakt?

Die Beschreibung der Persönlichkeit reicht nicht aus, um die seelischen Gegebenheiten zu erfassen und Voraussagen über das Auftreten eines Heuschnupfens und eines Asthmas machen zu können. Man muß zusätzlich zu den sozialen Gegebenheiten die persönlichen Konfliktsituationen berücksichtigen.

Solange sich in der Grundlagenforschung keine verbindende Theorie der Allergie abzeichnet, müssen die Erkenntnisse der einzelnen Disziplinen zusammengetragen und verarbeitet werden. In der hier vorliegenden Übersicht werden die älteren Ansichten zum Thema Heuschnupfen auch erwähnt, die oft anekdotisch anmuten. Soweit die Erkenntnisse veraltet sind, werden sie durch neuere Ergebnisse oder kontroverse Darstellung ergänzt.

Was versteht man unter Heuschnupfen?

Der »Heuschnupfen« oder das »Heufieber« (engl.: hay fever) sind eingebürgerte Bezeichnungen für Krankheitserscheinungen, die durch eine allergische Reaktion – v. a. auf Pollen – hervorgerufen werden. Ursprünglich sprach man von Frühjahrs- oder Sommerkatarrh. Diese saisongebundene Krankheit beruht auf einer Pollenunverträglichkeit. Der Name »Heuschnupfen« oder »Heufieber« ist insofern irreführend, als die Krankheit durchaus nichts mit der Heuernte zu tun hat, sondern mit der Pollenkonzentration in der Atemluft. Das auslösende Moment ist daher meist der Pollenflug. Auch Fieber ist kein charakteristisches Symptom, wiewohl es gelegentlich auftreten kann. Häufig hat der Kranke das Gefühl eines fiebrig heißen Kopfes. Die Ausdrücke »Pollinosis« als Oberbegriff und »Pollenrhinopathie« (pollenbedingter Schnupfen) als differenzierter Begriff sind genauer. Um ganz exakt zu sein, müßte man noch die Art der Pollen, auf die der Patient allergisch reagiert, in die Diagnose mit aufnehmen: etwa »Gräserpollenrhinopathie« [12]*.

---

* Hinweise auf benutzte und weiterführende Literatur, siehe Seite 169 ff.

Die Symptome des Heuschnupfens

Jedes Jahr im Frühjahr zur Pollenflugzeit erkranken bestimmte Personen immer wieder aufs neue an den charakteristischen Symptomen. Zunächst werden Augenjucken, Kribbeln und Trockenheit in Nase und Rachen oder auf der Mundschleimhaut, mitunter sogar im Gehörgang bemerkt. Betroffen sind vorwiegend die oberen Luftwege und die Bindehaut. Reizung und Schwellung der Bindehaut oft beider Augen mit Juckreiz und stärkerem Tränenfluß sind die Folge. Juckreizbedingtes Reiben der Augengegend leistet der Schwellung noch Vorschub, so daß gelegentlich die Sicht behindert ist. Der Rachen wird manchmal ebenfalls durch Pollen gereizt. Die Patienten pflegen sich dann oft zu räuspern und klagen über ein kratzendes Gefühl.

Diesen Anzeichen folgen anfallartig auftretende klassische Schnupfensymptome. Die Schleimhäute schwellen an, die Nasenatmung ist erschwert oder ganz unmöglich. Heftige Niesattacken schütteln den Kranken viele Male hintereinander, gefolgt von starkem wäßrigem Fluß. Normalerweise niest man ein- bis zweimal hintereinander, mehr als dreimal aufeinanderfolgendes Niesen könnte schon allergieverdächtig sein. Mit einsetzendem Nasenlaufen hören die Niesattacken in der Regel auf. Die klare wäßrige Absonderung ist mitunter so flüssig, daß das Taschentuch das Sekret nicht mehr aufnehmen kann. Die starke Schleimhautschwellung und Schleimbildung der Nase kann das Riechvermögen einschränken. Sogar Störungen des Geschmackssinnes sind möglich.

Die verstopfte Nase zwingt den Patienten zur Mundatmung. Mundtrockenheit und Reizung der tieferen Luftwege sind die Folgen. Wenn Luftröhre und Bronchien allergisch reagieren, kann es zur allergischen Tracheitis (Luft-

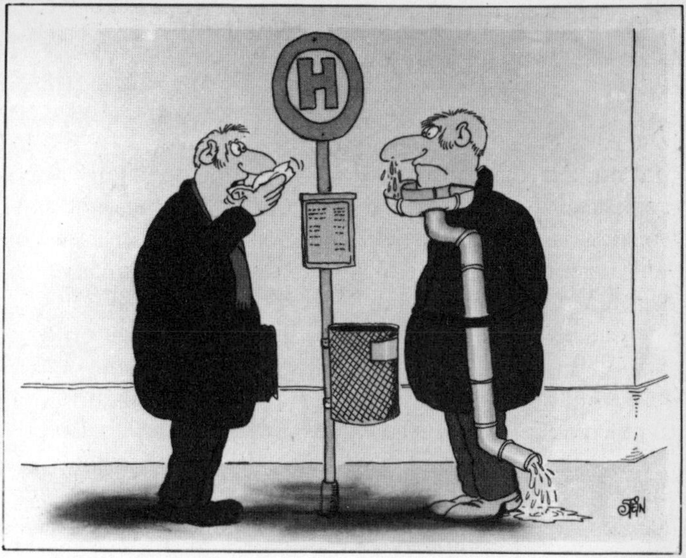

röhrenentzündung) oder zum Asthma bronchiale kommen, das bei etwa einem Drittel der Pollenallergiker auftritt. Weitere mögliche Begleiterkrankungen sind Magen-Darm-Beschwerden, wie Blähungen, Krämpfe und Durchfälle, was auf die mit dem Schleim verschluckten Pollen zurückzuführen ist. Begleiterscheinungen sind manchmal auch ekzemartige Hautausschläge.

Entsprechend der Höhe der Pollenkonzentration können sich die Symptome plötzlich steigern oder auch wieder abklingen und wellenförmig dem Höhepunkt zusteuern. Zu diesem Zeitpunkt besteht beim Patienten ein ausgeprägtes Krankheitsgefühl, oft mit schweren gefühlsmäßigen Störungen und psychischen Belastungen. Die Patienten klagen über dumpfen Druck im Kopf, allgemeines Unbehagen, Schlaflosigkeit, Leistungseinschränkungen und depressive Verstimmungen [11, 43].

Häufigkeit und Vorkommen des Heuschnupfens

Statistische Zahlen über die Häufigkeit des Heuschnupfens lassen sich nur schwer ermitteln. Sicher hat er im Laufe der letzten 50 Jahre zugenommen, obwohl sich die Pollenkonzentration der Luft in dieser Zeit wohl kaum verändert hat. Die Zunahme des Heuschnupfens läßt sich vielleicht auch durch die bessere Registrierung erklären.

Viele Forscher sind von der absoluten Zunahme der Allergien in den »zivilisierten Ländern« überzeugt und stützen sich dabei zum Teil auf statistische Werte.

Die Mehrzahl der Forscher sieht die Ursache dieser Zunahme in äußeren, eher physikalisch-chemischen Einwirkungen, wie zivilisatorische Gegebenheiten in den hochindustrialisierten Ländern sie mit sich bringen. Manche sind der Meinung, daß nicht so sehr derartige äußere Einwirkungen für die steigende Häufigkeit der Allergien verantwortlich sind, sondern daß die allergische Krankheit nur Abbild eines tieferliegenden gefühlsmäßigen Umbruchs darstellt, welcher sich heute in den hochindustrialisierten Ländern abspielt.

Nach vorsichtigen Schätzungen gibt es in der Bundesrepublik Deutschland etwa eine Million Pollenallergiker, andere sprechen von eineinhalb bis zwei Prozent Heuschnupfenpatienten. Männer und Frauen erkranken etwa gleich häufig.

In den USA rechnet man heute mit durchschnittlich fünf Prozent, je nach Wohngegend schwankend zwischen drei und zehn Prozent. Ungeklärt ist bisher noch, warum gegenwärtig die Stadtbevölkerung und hierunter wiederum Studenten und Akademiker wesentlich häufiger als die Durchschnittsbevölkerung am Heuschnupfen erkranken.

Psychologisch erklärt man die größere Erkrankungsrate

der städtischen Mittelschicht so: In der gebildeten Schicht sei die direkte Aggressionsäußerung (auch verbal) in erheblichem Maße verpönt. Der gebildete Städter reagiere »verschnupft«, äußere seinen Ärger nicht, mache seinem Ärger keine Luft [17].

Die Ursache könnte auch in der höheren Krankheitsanfälligkeit des Großstädters und seiner allgemein größeren Belastung zu suchen sein, besonders seines vegetativen Nervensystems durch unangemessene Reize, oder in einer stärkeren lokalen Reizung der Nasenschleimhaut durch die verunreinigte Stadtluft [54].

Nach Meinung vieler Untersucher beginnt die Pollenallergie meist erst im Schulalter, obwohl sie bereits früher auftreten kann. Säuglinge bleiben nicht absolut davon verschont. Die Krankheitserscheinungen pflegen nach dem fünften bis sechsten Lebensjahrzehnt eher nachzulassen. Dies schließt allerdings nicht aus, daß auch im späteren Leben eine Pollenallergie neu auftreten kann [11].

Es ist bekannt, daß es ausgesprochene Allergikerfamilien gibt. Dies gilt besonders für den Heuschnupfen. Doch selbst wenn beide Elternteile Pollenallergiker sind, muß nicht jedes Kind Heuschnupfensymptome (25 bis 50%) zeigen. Bei erblich belasteten Familien kommt es bei der Mehrheit der belasteten Personen ebenfalls zu einem Heuschnupfen, doch können auch andere Allergieformen auftreten.

Im Kapitel über Modellernen und Imitation wird gezeigt, daß Lernprozesse in diesem Zusammenhang von Bedeutung sind.

Grundbegriffe der Allergielehre

Allergene und Antigene

Unter Allergenen versteht man Substanzen, die im Organismus die Produktion von Gegenstoffen auslösen können. Beim ersten Kontakt mit dem Allergen tritt keinerlei Reaktion ein, und es kommt zu keinen den Allergien zuzurechnenden Symptomen.

Aber dieser erste Kontakt setzt in einem bestimmten Zellsystem ein Signal: Das Immunsystem des Körpers beginnt mit der Produktion von Antikörpern, die gegen das eindringende Allergen gerichtet sind.

Man bezeichnet das der Allergie zugrundeliegende Allergen (z. B. Gräserpollen) als Antigen. Das Antigen ist also im gegebenen Fall diejenige Substanz, gegen die die vom Organismus produzierten Antikörper gerichtet sind bzw. mit dem die Antikörper bei neuerlichem Kontakt reagieren (Antigen-Antikörper-Reaktion).

Die Sensibilisierung

Unter Sensibilisierung versteht man das Vorhandensein von Antikörpern im Organismus.

Das ist aber noch keineswegs eine »Krankheit«, erst bei neuerlichem Kontakt mit dem Antigen treten Krankheitssymptome auf.

Die Allergie ist also bedingt durch eine voraufgegangene Sensibilisierung; es kann nur dann zu einer allergischen Reaktion kommen, wenn Antikörper vorhanden sind. Solange kein Antigenkontakt eintritt, ist die stattgehabte Sensibilisierung unbedeutend. Durch Kontakt mit dem Antigen kann jedoch die Sensibilisierung zu einer Gefährdung des Patienten führen (z. B. durch Auslösen eines allergischen Schocks).

Die Antikörper

Antikörper sind vom Organismus gebildete spezifische Eiweißkörper, die mit einem Antigen reagieren. Sie werden in bestimmten Zellen gebildet, die zum Immunsystem gehören, z. B. in den Lymphknoten und der Milz. Die Bedingungen des Erstkontaktes und die chemische Natur des Allergens beeinflussen die Art der entstehenden Antikörper.

Das Immunsystem

Eine der Aufgaben des Immunsystems ist die Bekämpfung eingedrungener Fremdstoffe und die Blockierung der im Organismus fehlerhaft gebildeten Substanzen. Das Immunsystem regt die Bildung spezifischer Antikörper an, die mit den Fremdstoffen reagieren, sie neutralisieren (»entgiften«) und ihren Abbau, d. h. ihre Zerstörung, einleiten. Am bekanntesten ist dem Laien die Rolle des Immunsystems bei der Abwehr von Infektionen. Allerdings kann die Produktion mancher Typen von Antikörpern auch eine Gefahr für das Individuum bedeuten; erneuter Antigenkontakt kann zu lebensbedrohlichen Reaktionen führen. Es wäre jedoch falsch, die Funktion des Immunsystems nur als unerwünschte, vielleicht sogar bedrohliche allergische Reaktion zu sehen.

Die Antigen-Antikörper-Reaktion

Bei der zweiten und jeder weiteren Aufnahme des Allergens in den sensibilisierten Organismus trifft das Allergen auf einen bestimmten Antikörper; es kommt zu einer Allergen-Antikörper-Verbindung und zu einer Antigen-Antikörper-Reaktion. Viele allergische Krankheiten laufen dabei nach dem »Sofortreaktions«-Typ ab.

Die allergischen Erscheinungen treten beim Soforttyp abhängig vom Grad der Sensibilisierung, der Allergenzu-

Wie ein Pollenallergen einen allergischen Anfall auslösen kann

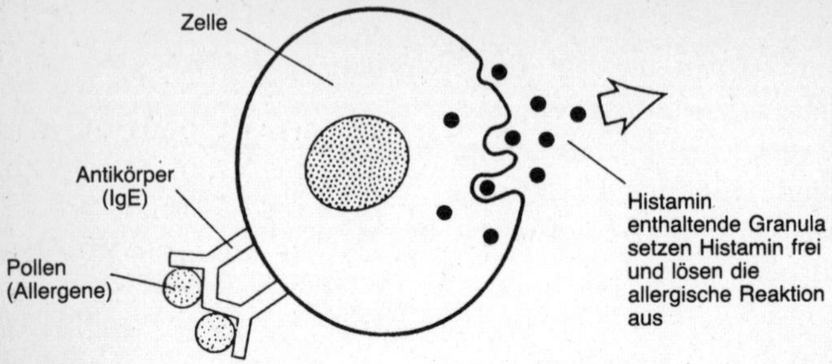

fuhr und der Reaktionsfähigkeit des Gewebes ein. Das läßt sich folgendermaßen charakterisieren: sofortige oder unmittelbare Reaktion nach Zufuhr des Allergens; entsprechend der Allergenmenge sind Ausdehnung und Heftigkeit der Krankheitserscheinungen unter Umständen sehr stark.

Die Antigen-Antikörper-Reaktion ist nicht direkt für die Krankheitserscheinungen verantwortlich, sondern im Organismus vorhandene Überträgersubstanzen, die freigesetzt bzw. aktiviert werden. In der Regel begegnet man bei allergischen Reaktionen mehreren verschiedenen Überträgersubstanzen. Nur bei den Sofortreaktionen läßt sich feststellen, daß sie überwiegend auf freigesetztes Histamin zurückgehen.

Neben den Reaktionen vom Soforttyp gibt es noch allergische Reaktionen vom Spättyp (z. B. Ekzeme, knötchenartige Reaktionen); dazwischen liegen Reaktionen vom Typ II (Zellschädigung, z. B. Zerstörung von Blutzellen) und vom Typ III (schädigende Effekte von Antigen-Antikörper-Verbindungen, wie z. B. bei Serumkrankheiten).

Der Heuschnupfen ist eine allergische Reaktion vom Soforttyp.

Die wichtigsten Wirkungen der Überträgersubstanz Histamin bestehen in der Erweiterung bestimmter Blutgefäße und in einer Steigerung der Gefäßdurchlässigkeit. Die austretende Flüssigkeit reizt die Nervenendigungen im Gewebe und verursacht damit einen Juckreiz.

Je mehr Histamin bei einer allergischen Sofortreaktion freigesetzt wird, um so schwerer ist das Krankheitsgeschehen. Allergische Reaktionen sind jedoch nicht dosisabhängig hinsichtlich der Menge des zugeführten Allergens. Oft genügen schon geringste Antigenmengen zur Auslösung eines Schockzustandes. Von Bedeutung sind hier der Grad der Sensibilisierung und der Gesamtzustand des Organismus. Viele Allergologen »vergessen« in diesem Zusammenhang die psychischen Bedingungen, die von entscheidender Bedeutung sein können.

Die schwerste Form einer allergischen Reaktion ist die generalisierte Sofortreaktion – der Schock. Ursprünglich war man der Meinung, daß er auf »Schutzlosigkeit« beruhe, daher wurde dieser Schock als »anaphylaktischer Schock«* bezeichnet. So ein Schock kann durch Injektion von Allergenen, durch Einatmen von Allergenen, durch Aufnahme von Allergenen mit der Nahrung und durch Eindringen von Allergenen in das Hautbindegewebe ausgelöst werden. Der anaphylaktische Schock entsteht durch massive Freisetzung von Histamin im Organismus. Der Ausdruck »Schock« weist auf die rasche Entwicklung des Gesamtbildes mit Kreislaufzusammenbruch hin. Die einzelnen Symptome des anaphylaktischen Schocks werden bei isoliertem Auftreten als »Schockfragmente« bezeichnet. Die wichtigsten Schockfragmente sind z. B.: Quaddeln und Schwellungen auf der Haut, Schwellung der Schleimhäute (lebensbedrohliche Schwellungen des Kehlkopfeinganges oder der Luftröhre), Verengung der tieferen Luftwege, Gelenkschwellungen, Darmkoliken, Erbrechen und Durchfälle [44].

---

* Aus dem Griechischen: »nicht bewacht«.

So entwickelt sich der Heuschnupfen

Pollen als Allergene

Das Pollenkorn dient der Befruchtung der Pflanze: Die männliche Keimzelle, der Samen, muß auf den Stempel, den weiblichen Teil der Blüte, gelangen, damit eine Verschmelzung der beiden Geschlechtskerne stattfinden kann. Diese Keimzellen tragen jeweils die Hälfte des Erbmaterials einer Pflanze. Neben ihrer eigentlichen genetischen Funktion enthalten verschiedene Pollen Substanzen, die allergene Wirkungen haben.

Wenn die Pollen auf ein feuchtes Milieu treffen – dies kann der Stempel der zu befruchtenden Partnerpflanze sein oder die Nasenschleimhaut des Heuschnupfenpatienten –, geben sie verschiedene Substanzen ab. Dies geschieht je nach Pollenart binnen Sekunden oder weniger Minuten [21].

Die Nase ist ein sehr fein reagierendes Reflexorgan, das mit dem Symptom Schnupfen auf verschiedene Reize reagieren kann. Sie ist die Haupteintrittspforte für die Atemluft. Diese wird in ihrer Temperatur geregelt, angefeuchtet und gereinigt. Pollen, die nicht durch Grobfilterung z. B. der Nasenvorhofhaare von der Schleimhaut ferngehalten werden, vermögen als Antigen eine allergische Reaktion hervorzurufen. Durch die Pollen wird nach deren Auflösung in der Nase die Produktion jener bestimmten Antikörper angekurbelt, die ihrerseits das Organ sensibilisieren. Als Schutzmechanismen setzen die Niesattacken sowie das anschließende Nasenlaufen ein. Durch das Niesen wird versucht, eingedrungenes Antigen (z. B. die Pollen) wieder aus der Nase zu entfernen. Das Nasenlaufen bewirkt zunächst eine Verdünnung und anschließend die

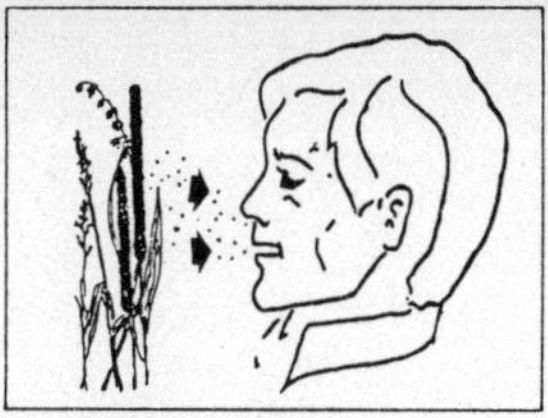

Ein Allergen wird eingeatmet ...

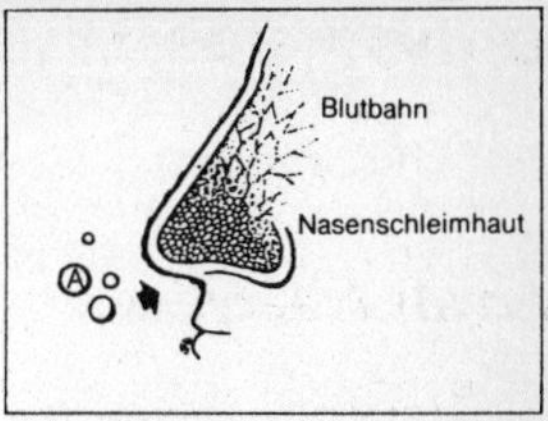

und gelangt über die Schleimhäute in die Blutbahn.

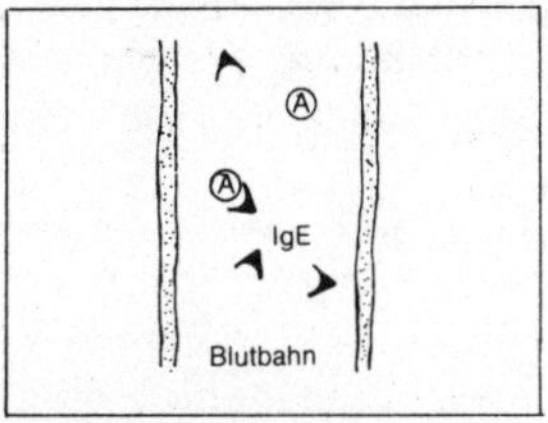

Es werden sehr viele Abwehrstoffe der Klasse IgE gebildet.

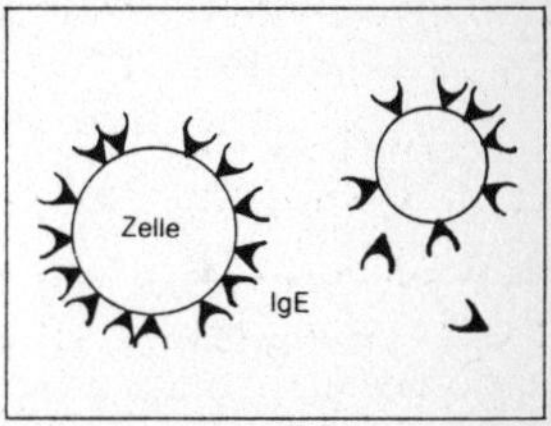

Die IgE-Abwehrstoffe heften sich an Körperzellen an und warten ...

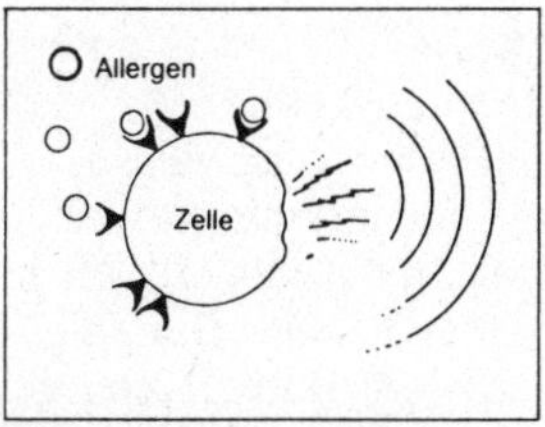

daß ihr Allergen noch einmal eindringt. Dann geben sie Alarm!

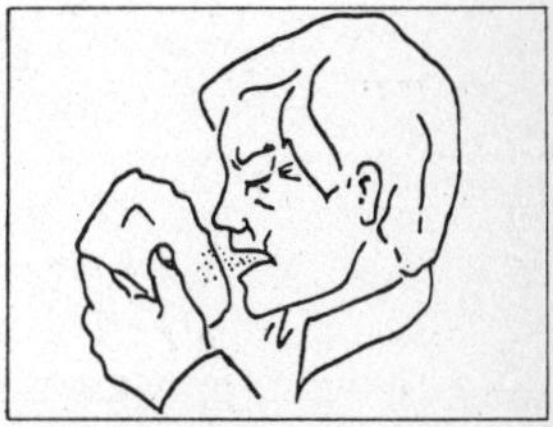

Der Allergiekranke hat Beschwerden.

Entfernung wesentlicher Mengen des Antigens. Dadurch wird im allgemeinen nur ein Bruchteil des eingeatmeten Allergens wirksam.

Total verschnupft

Ich verstehe nicht, weshalb der Bundessozialminister mir, dem treuen Staatsbürger und Wahlkämpfer, das Leben so unverblümt schwermachen will. Nie habe ich in der Öffentlichkeit Heimtückisches über das soziale System unseres Landes geäußert. Und doch überlegen ganze Ministerialabteilungen, wie man mir meine Wirksamkeit nehmen kann. Sie intervenieren gegen mein Wohlbefinden, indem sie mir androhen, mich meine Bagatell-Arzneimittel künftig selber zahlen zu lassen.

Mein Schnupfen ist keine Kleinigkeit. Ich leide im Winter unter akutem Erkältungskatarrh, erlange während der Schneeschmelze vasomotorisch bedingte Nasenschleimhautentzündungen und verfalle beim ersten Pollenflug in sommerlichen Heuschnupfen. Der chronische Stockschnupfen ist im Herbst an der Reihe.

Bisher war ich trotzdem ein vollwertiges Glied der menschlichen Gesellschaft. Mein gebildeter Hausarzt verglich mich mit dem schnupfengeplagten Friedrich Schiller und verschrieb mir gütig eine abwechslungsreiche Palette wirksamer Heilmittel. Verständnisvoll trug die Krankenkasse die Kosten. Die Tabletten, Salben, Pulver, Sprays und ätherischen Öle verwandelten mich nicht gerade in einen übermütigen Menschen. Aber mein unbeschwertes Atmen verbreitete bei jedem »Politischen Frühschoppen« Zuversicht, und auf lokaler Ebene verkündete ich die Botschaften meiner Partei mit fester Stimme.

Als staatsbürgerlicher, wenn auch katarrhalischer Kopf bin ich natürlich bereit, mich auf schmerzliche Neuerungen rechtzeitig umzustellen. Aber ich kann die stattlichen Kosten für meine Bagatell-Medikamente unmöglich selber tragen. Bei solchen finanziellen Belastungen könnte ich meinen Bausparvertrag nicht weiter auffüllen. Und gerade von mir wird doch erwartet, daß ich demnächst die Wirtschaft ankurbele, indem ich ein Häuschen errichte.

Deshalb übe ich seit Jahresbeginn den Ernstfall für chronisch Verschnupfte. Ich erlerne die neue staatsbürgerliche Tugend, mit einem unbehandelten Bagatellgebrechen Optimismus zu verbreiten.

Meine Erfahrungen sind allerdings deprimierend. Es stört

sehr, wenn ich die Programme meiner Partei mit katarrhalischem Stimmdämpfer und mit tränenden Augen verkünde. Die Leute bleiben skeptisch, weil ich den nahen Aufschwung der Wirtschaft durch den Filter von Papiertaschentüchern hindurch prophezeie.

Ich werde mich an den Finanzminister wenden und ihm meine Leiden brieflich schildern. Der will ja der augenblicklichen Krise mit Investitionen zu Leibe rücken. Vielleicht sieht er ein, daß man in meinen Schnupfen weiterhin Staatsgelder investieren muß. Meine Mitbürger sollen doch nicht glauben, daß unser Staat künftig alles so sorglos laufen läßt wie meine Nase.

Erich Pawlu

Die Nase

Die Nase besteht aus dem knöchernen Teil, der aus dem Stirnfortsatz des Oberkiefers, dem Nasenfortsatz des Stirnbeins und dem eigentlichen Nasenbein gebildet wird, und aus dem knorpeligen, etwas beweglichen Teil, der mit der knöchernen Nase verbunden ist und die äußere Form der Nase entscheidend prägt (z. B. Höckernase, Sattelnase, Schiefnase). Das Naseninnere besteht aus dem Nasenvorhof, der von äußerer Haut mit Talgdrüsen und Haaren ausgekleidet ist, und der eigentlichen Nasenhöhle, die durch das teils knöcherne, teils knorpelige Septum (Nasenscheidewand) in eine rechte und eine linke Hälfte geteilt wird. Der unterste Teil des Nasenseptums heißt Nasensteg.

Die Nasenhöhle ist mit Schleimhaut ausgekleidet, die reichlich mit Gefäßen und Nervenbahnen versorgt ist. Im obersten Teil der Nasenhöhle befindet sich das Riechorgan, dessen Sinneszellen die Geruchswahrnehmung ermöglichen. Die seitlichen Nasenwände tragen jeweils drei knöcherne Vorsprünge, die sogenannten Nasenmuscheln. Von der Nasenhöhle bestehen Verbindungen zu den Nasennebenhöhlen: den beiden Kieferhöhlen, der Stirnhöhle und der Keilbeinhöhle.

Vegetativ gesteuerte Funktionen der Nase sind:

- Regulation des Atemstromes;
- Aufwärmen der Atemluft (32 bis 34°C) durch unterschiedliche Blutfüllung der Schleimhäute und der Schwellkörper der Nasenmuscheln;
- Reinigen der Atemluft von Staubteilchen, kleinen Fremdkörpern, Pollen usw.;
- Anfeuchten der Atemluft durch Abgabe von Nasensekret.

Eine Behinderung der Nasenatmung z. B. durch Verbiegungen der Nasenscheidewand oder durch Leistenbildung führt zur Mundatmung und wirkt sich ungünstig auf die übrigen Atemwege aus (Austrocknung, Reizung, Entzündung). Durch Entzündungen oder durch mechanische, thermische und chemische Reize kann die Schleimhaut der Nasenmuschel anschwellen und vermehrt Sekret absondern. Beim Eindringen von Staubteilchen, Fremdkörpern oder Pollen wird durch Reizung des Nervus Trigeminus (der sensible Gehirnnerv) der Niesreflex ausgelöst.

Bei schnuppernder Atmung gelangen Luftwirbel mit Riechstoffen in gas- oder staubförmigem Zustand vom Naseneingang her in den oberen hinteren Teil der Nase, in dem das Riechorgan sitzt. Auch beim Schlucken gelangen solche Riechstoffe über den Nasenrachenraum in die Nasenhöhle bis zum Riechorgan. Vieles, was man zu schmekken glaubt, wird in Wahrheit gerochen. Nur die Geschmacksqualitäten süß, salzig, sauer und bitter werden über die Zunge wahrgenommen.

Die Nase und die Nasennebenhöhlen dienen beim Sprechen als Resonanzraum. Die Konsonanten m, n und ng werden gesprochen, ohne daß der Nasenrachenraum durch das Gaumensegel abgeschlossen ist. Die Luft strömt durch die Nase aus. Beim geschlossenen Näseln ist dieser

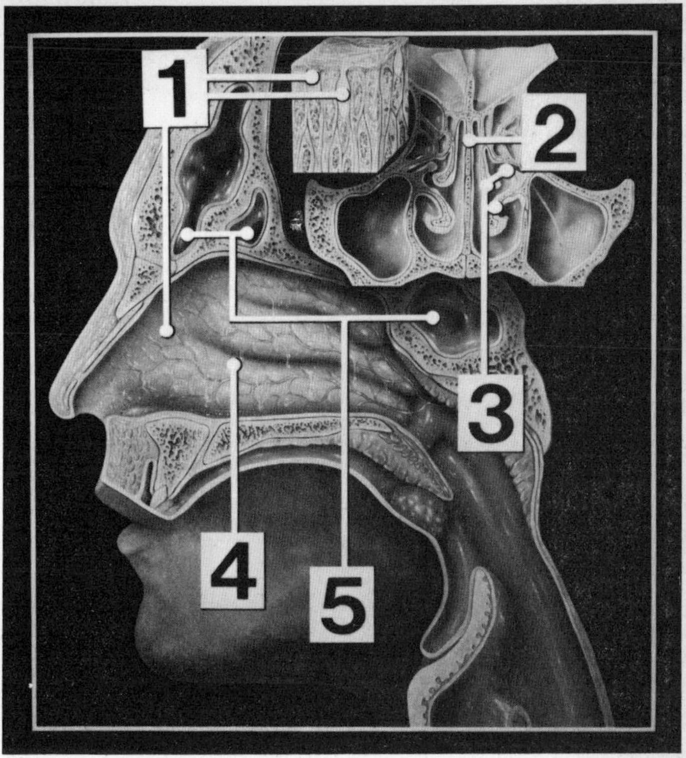

Querschnitt durch die Nase

1 = *Die Nasenhöhlen sind mit Schleimhaut ausgekleidet. Flimmerzellen reinigen die Luft, Becherzellen befeuchten sie*
2 = *Querschnitt durch die Nase. Die Scheidewand (Septum) trennt die beiden Nasenhöhlen*
3 = *Beide Nasenhöhlen werden durch drei Nasenmuscheln weiter unterteilt. Hier liegen die Riechnerven*
4 = *Ein dichtes Adernetz erwärmt den Luftstrom*
5 = *Die Nasenhöhlen sind eng mit den Nebenhöhlen verbunden*

Zeichnung: Copyright Verlag Wort & Bild, 8021 Baierbrunn

Luftstrom durch eine verlegte Nase behindert, die Sprache klingt tot: Stockschnupfensprache bei Nasenentzündung, vergrößerter Rachenmandel, Geschwülsten oder Nasenpolypen. Bei offenem Näseln haben alle Laute einen nasalen Beiklang, weil der Abschluß des Nasenrachenraumes fehlt, z. B. bei Gaumensegellähmung oder einer Gaumenspalte.

Nasenbären

Schließt man den Leichtsinn, den Trübsinn oder den Unsinn aus, so hat der Mensch gewöhnlich fünf Sinne. Der dritte dieser Burschen ist der Geruchssinn. Er wird durch die Nase empfunden. Dieses Organ heißt im Volksmund auch »Gurke«, »Zinken« oder »Riechkolben«.

Es hat viele berühmte Menschen mit ausgesprochen handfestem Gesichtserker gegeben. Zum Beispiel den Spötter Voltaire, den Donnerschlagkomponisten Richard Wagner, den Zwergnase aus Grimms Märchen, den Hackelsteckenmarschall Friedrich den Großen, Hans Albers, den Greifer und den Kasperl Larifari. Die ausschweifendste Notbremse aber hatte wohl der Filmschauspieler Siegfried Arno im Gesicht. Nach der wurde sogar ein Film gedreht. Er hieß »Um eine Nasenlänge«.

Doch damit die Nase nicht arbeitslos ist, hat der liebe Gott auch die Gerüche für sie erfunden. Zweifellos schweben zwischen Himmel und Erde mehr Düfte, als manche Schnüffler glauben. Von den Einzelsorten wie »gut«, »süß«, »fad«, »penetrant« oder »lieblich« ganz abgesehen, gibt es noch eine große Anzahl von Kollektivgerüchen. Ein Bahnhof beispielsweise riecht nach ein bißchen Ruß, Melancholie und Rückfahrkarten. Der Stadtteil Schwabing nach Chanel Nummer fünf und Gebot Nummer sechs. Ein Schulhaus nach Hausaufgaben und Kindern. Und im Frühjahr, so behaupten die guten Schnupperer, duftet es nach Erwischtwerden.

Der Milchbruder des Geruchs ist die Witterung, und ein entfernter Verwandter davon wiederum der Instinkt. Dies ist eine Art »Geruch, der auf Socken geht«. Man hört auch häufig: »Der kann den oder jenen nicht riechen.« Oder: »Die steht mir gar nicht nach der Nase.« Andererseits gibt es Leute, die riechen einen guten Gänsebraten über viele hundert Hausdächer hinweg. Und gerade, wenn die befreundete Familie dann mit heftig arbeitenden Speicheldrüsen die Servietten umbindet, fallen diese Kostgänger ein. Und sie lassen außer den abgenagten Knochen und den fetten Vorhängen von den abgewischten Fingern nichts mehr zurück – ausgenommen einen miserablen Eindruck.

Ferner gab es schon immer Zeitgenossen, die jede Sorte Unrat, Unfälle, Gefahren und sogar den »Boandlkramer« auch »Gevatter Heim« genannt, rechtzeitig witterten. Dann bekam ihre Nase Angst, und sie versuchten, dem Drohenden noch rechtzeitig und heimlich zu entkommen. Als beispielsweise der Graf Bobby einmal merkte, daß die Luft wieder einmal »eisenhaltig« wurde, und er erfuhr, es stünde ein Sturmangriff bevor, begab er sich schleunigst auf die Rückzugsstraße. Da erwischte ihn jedoch sein Hauptmann, der sagte: »Aber Graf Bobby, wir müssen doch den bösen Feind da vorne angreifen und aufs Haupt schlagen.« Worauf der Minusheld beleidigt erwiderte: »No ja, man wird doch noch einen kleinen Anlauf nehmen dürfen.«

Mit zunehmendem Alter verliert der Mensch bekanntlich nicht nur seine Haare, die Zähne und den Glauben an den Klapperstorch, sondern auch allmählich die Schärfe seiner Sinne. Und er denkt dann wohl auch manchmal mit leiser Wehmut zurück an jene Zeit, als nichts besser roch als ein Stück frischgebackenes Brot. Heute aber trägt er halt seinen Schnorchel nur noch deshalb spazieren, weil das Zeugs ja niemand mehr haben will. Da geht er dann schließlich in ein Geschäft und kauft sich ein bißchen Glück für seinen Zinken, einen Schnupftabak, und wird damit zum Nasenbären, oder gar zum Saubären, wie manche Ehefrauen meinen.

Siegfried Sommer

Das Niesen

Unsere Vorfahren sahen im Niesen viel mehr als nur den Vorboten eines lästigen Schnupfens. Das Niesen hatte für sie eine glückverheißende Vorbedeutung, oder es stellte eine warnende Stimme überirdischer Mächte dar. Wie alle Krankheiten galt es als Hinweis auf eine dämonische Konstellation und nicht als belanglose Äußerlichkeit.

Man nahm allgemein an, daß sich beim Niesen Zauberkraft entfalte, daß dabei etwas Dämonisches aus dem Menschen entfahre. Deshalb gebrauchten die Griechen auch den Heilwunsch: »Zeus helfe!« Ja, das Niesen war sogar mit einer Gloriole umwoben, wie Aristoteles ausdrücklich sagt: »Wir halten das Niesen für etwas Göttliches.«

Schönen Frauen gegenüber galt der Ausspruch »Die Liebesgötter haben bei ihrer Geburt geniest« als Schmeichelei und Anerkennung. Und Theokrit berichtet, daß junge Mädchen in der Heimat Helenas dem freienden Menelaos den Wunsch mitgaben: »Glücklicher Bräutigam, kommst du nach Sparta, so – niese dir – jemand wohltätig zu!« Plutarch behauptet sogar: »Was der Puls für den Menschen bedeutet, ist für die Seele das Niesen.«

In der Neuzeit lebte dieser alte Brauch weiter in dem Glückwunsch beim Niesen: »Gott helfe euch!«, der inzwischen vielfach durch das prosaische »Prosit« oder »Gesundheit« verdrängt ist. Es ist anscheinend gemeinsamer Glaube vieler Völker, daß das Niesen irgendwie mit Geistern in Zusammenhang stehe.

Das Niesen galt auch als Orakel. So soll es in der ersten Hälfte des Tages Glück, in der zweiten Unglück bedeuten; links vernommen, ist es ein unheilvolles, rechts ein glückverheißendes Zeichen. Das war auch der Grund, warum der Brauch, aus dem Niesen die Zukunft zu erschließen, in den ersten Jahrhunderten des Christentums bis ins Mittelalter hinein bekämpft wurde. Im Niesen liegt nach dem Volksglauben auch eine Bestätigung und Bekräftigung der beniesten Worte. Homer berichtet in der Odyssee, als Penelope soeben den Wunsch nach der Heimkehr ihres Mannes ausgesprochen hatte: »Da nieste Telemachos laut, und ringsum scholl vom Getöse der Saal.« Jetzt lächelte sie im

Glauben, daß ihr beniester Wunsch bald in Erfüllung gehe, und sprach: »Siehst du nicht, wie mein Sohn mir alle Worte beniest hat?«

Auch heute besteht mancherorts die Sitte, daß beim Niesen während einer Erzählung gesagt wird: »Helf' Gott, daß es wahr ist!«

Man pflegt ebenfalls in Erinnerung an die Pestzeiten »Helf' Gott« zu sagen, wenn jemand niest. Das Niesen war ein Anzeichen für den Beginn dieser schrecklichen Krankheit.

Lust und Frust liegen nirgendwo so nahe beieinander wie beim Niesen. Schnell steigt es in der Nase auf, der Oberkörper richtet sich auf, die Augen werden groß – wohl dem, der noch die Hand vorhalten kann, so schnell kommt die befreiende Explosion. Oder sie bleibt aus, weil zwei Zentimeter unter dem zuständigen 5. Gehirnnerv der Reiz verfliegt ... Der Oberkörper nimmt die vertraute, gekrümmte Haltung an, die Hand sinkt, es war mal wieder nichts. Das alles spielt sich in wenigen Sekunden ab: Ungeheuere Spannung baut sich auf, die Entscheidung fällt sofort. Deshalb kommt Niesen auch oft zur Unzeit, wirbelt Kaffee hoch, übertönt eine Pointe oder verdirbt einen Kuß.

Nieskontrolle ist ein alter Menschheitstraum. Die bisherigen Ergebnisse sind unbefriedigend. Mancher kann nach innen niesen, es verschlucken: wie der Höfliche das Gähnen verschluckt. Richtig abstellen (durch Nasenreiben oder einen Blick ins Dunkle) kann es keiner. Das Niesen auf Wunsch, zum Beispiel durch Tabakschnupfen, braucht wiederum Zubehör und wirkt gewaltsam. Es soll einen klaren Kopf machen. Das ist ein Märchen aus der Zeit der Aufklärung. Voltaire war angeblich deshalb so scharfsinnig, weil er dreißigmal hintereinander niesen konnte. Vielleicht war er nur abergläubisch und wollte Dämonen austreiben, die nach einer Volksweisheit beim Niesen den Menschen verlassen (daher »Prosit«), nach anderer Volksweisheit ihn betreten (deshalb »Helf Gott!«). Jedenfalls spricht im Niesen aus uns etwas Unverfügbares, eine höhere Macht. Bei Homer benieste der Sohn des Odysseus laut die Worte der Mutter, und alle wußten: Sie hat wahr gesprochen; nun drohte den verfressenen Freiern, die eben noch »im funkelnden Wein« schwelgten, der baldige Tod. Im Mittelalter wirkte der Nieswurz (Heleborus) gegen Wundinfektionen, Hexen und Geister. Leider hatte er – das alte Lied – Nebenwirkungen: Herzschwäche, Atemnot, langsamer Puls, Magen- und Darmstörungen. Die Niesmittel, von der Medizin Sternutateria remedia genannt, sind zweischneidig, das scheinbar harmlose Niesen rührt an letzte Dinge.

Modernes Niespulver mit dem Wirkstoff O-Dianisidin steht im Verdacht, Krebs zu erzeugen. Das Bundesgesundheitsministerium hat vor Faschingsbeginn die zuständigen Landesbehörden ermahnt, bei Auftauchen von Niespulvern, die diesen Stoff enthalten, sofort einzuschreiten. Im Fernschreiben hieß es, »daß nach bisher vorliegenden Untersuchungsergebnissen der bei Niespulver durchgeführten Kontrollen davon ausgegangen werden muß, daß bei allen zur Zeit auf dem Markt befindlichen Niespulvern Gesundheitsschädigungen nicht ausgeschlossen werden können«. Das ist deutlich. Noch weiß das Statistische Bundesamt nicht, wieviel Tonnen des Massenbelustigungsmittels im langen Fasching '84 verbraucht wurden. Aber ernster denn je rufen wir uns zu: Gesundheit!

»Streiflicht« aus der Süddeutschen Zeitung vom 6. März 1984

Mittel gegen Niesreiz

Zu dem *Streiflicht* übers Niesen in der SZ vom 6. März: Es gibt *doch* ein zuverlässiges Mittel gegen drohenden Niesreiz für Autofahrer, Jäger, Konzertbesucher etc.: Man lege den Zeigefinger mit leichtem Druck quer unter die Nase auf die Oberlippe! Die Explosion wird ausbleiben.

Dr. med. H. O. Woelk
Au bei Bad Aibling

Die Auslösung des Heuschnupfens

In Europa wird die Pollenallergie überwiegend durch Gräserpollen ausgelöst; doch muß man auch an verschiedene Getreidepollen denken, außerdem im zeitigen Frühjahr an den Blütenstaub von Büschen und Bäumen, im Herbst dagegen an Kräuterpollen.

Von wenigen Ausnahmen abgesehen, handelt es sich grundsätzlich um Pflanzen, deren Pollen fast ausschließlich mit dem Wind verbreitet werden. Insektenbestäubte Pflanzen bedingen viel seltener eine Pollenallergie. Manchmal ist Selbstbestäubung die Regel, z. B. beim Weizen.

Wegen der Abhängigkeit vom Pollenflug ist es sehr wichtig, bei Pollenallergieverdacht auf Saisonbindung zu achten. Treten einschlägige Beschwerden plötzlich oder mit zunehmender Stärke Ende April oder Anfang Mai, von Jahr zu Jahr wiederkehrend, mit gewisser Regelmäßigkeit auf, dann sollte man an eine Gräserpollenallergie denken. Am heftigsten sind dann die Beschwerden in den Monaten Mai und Juni; sie können sich gelegentlich auch im Frühherbst bei erneuter Gräserblüte bemerkbar machen. Setzen die Beschwerden im zeitigen Frühjahr ein, dann liegt wahrscheinlich eine Allergie gegen Pollen der Haselnuß oder der Weide vor, die im Februar und März blühen. In den Monaten März und April verbreiten Bäume wie Birke, Pappel und Ulme, um nur die wichtigsten zu nennen, ihre Pollen mit dem Wind.

An Getreidearten kommen hauptsächlich Roggen und Mais in Betracht, entfernt auch Hafer und Gerste, weniger Weizen.

Als Allergene für die Atemwegspollenallergie spielen bei der Mehrzahl der Heuschnupfenpatienten hauptsächlich Gräserpollen eine Rolle.

Folgende witterungsbedingte Faktoren sind neben der Pollendichte wichtige äußere Anlässe für das Auftreten der Krankheit.

- Wind (Stärke und Richtung)
- Sonne (temperaturabhängige Pollenvorkommen)
- Niederschlag (Reinigung der Luft)

Pollenflugkalender

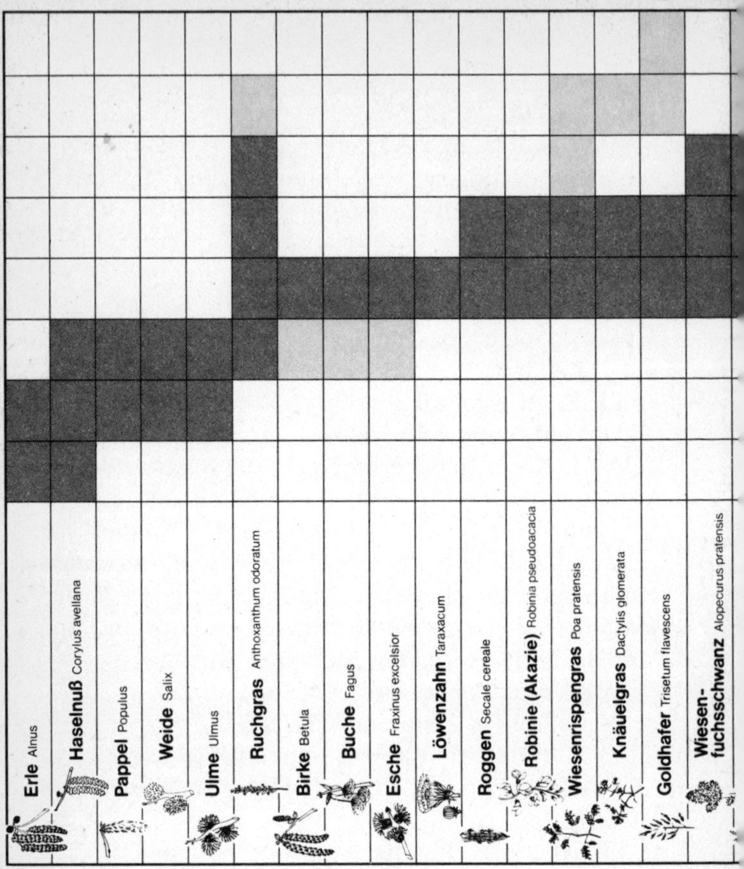

- Luftfeuchtigkeit (Morgendunst und Nebel)
- Tageszeit (frühmorgens starke Pollenvorkommen)

Die symptomauslösende Reizschwelle ist also häufig witterungsbedingt, und dies erklärt auch die Anfallsartigkeit der allergischen Krankheit. Am stärksten leiden die Heuschnupfenkranken bei schönem, trockenem Wetter mit

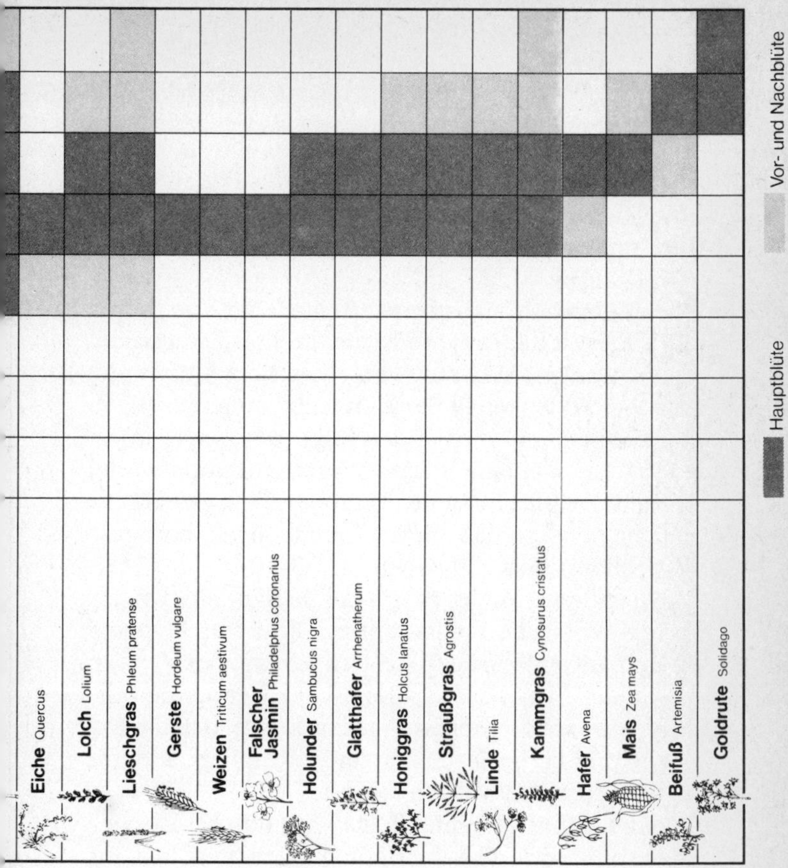

starker Luftbewegung; am wenigsten bei regnerischem Wetter, weil die Feuchtigkeit die Pollen zum Boden niederschlägt und damit den Pollengehalt der Luft stark reduziert. Blütenstaub, der an trockenen und warmen Tagen in besonders großen Mengen freigesetzt wird, kann durch die Luftbewegung in 2500 Meter Höhe getragen und bis zu 100 Kilometer verweht werden.

Für die Verbreitung der Pollen spielt auch die Tageszeit eine Rolle. Der Pollenflug der für den Heuschnupfen bedeutsamen Pflanzenarten beginnt erfahrungsgemäß morgens gegen 5.00 Uhr. Die Konzentrationshöhepunkte für Gräserpollen liegen zwichen 6.00 und 9.00 Uhr. Man muß allerdings auch die persönliche Umwelt des Patienten berücksichtigen, die sich ganz erheblich von diesen nachgewiesenen allgemeinen Krankheitsbedingungen unterscheiden kann [11, 21, 27, 43].

Betrachtet man die Angaben verschiedener Forscher in unterschiedlichen Ländern, so ist ein direkter Zusammenhang zwischen dem Auftreten von Heuschnupfensymptomen und dem Pollengehalt der Luft nicht immer zu erkennen. Wir nehmen an – was in den folgenden Kapiteln belegt wird –, daß bei einem sensibilisierten Patienten der Pollengehalt der Luft nicht der Hauptauslösungsfaktor zu sein braucht, sondern daß andere Bedingungen, etwa psychische, größeres Gewicht haben.

Von besonderer Bedeutung sind hierzu die wissenschaftlichen Versuche an Patienten, die unter Hypnose Veränderungen im Sinne der Abschwächung, der Verstärkung sowie der Provokation allergischer Symptome zeigten. Diese Versuchsergebnisse verdeutlichen, daß die Reaktionen psychisch beeinflußbar sind bzw. allein über die Psyche hervorgerufen werden können.

Man kann daher annehmen, daß allergische Erscheinungen bestimmte psychische Bedingungen brauchen, um sich entfalten zu können. Dieser Sachverhalt wird in den folgenden Kapiteln genauer betrachtet.

In der psychologischen Lerntheorie werden Beispiele über das Zusammenwirken von Allergie und Gefühl angeführt. Heuschnupfen und Asthma konnten ausgelöst werden, wenn man Pollen in das Untersuchungszimmer brachte und gleichzeitig Angst erzeugte, jedoch nicht durch eine Komponente allein. Diese Krankheiten lassen sich an verschiedene Auslösefaktoren koppeln: Aus einer

Vereinfachtes Schema zur Toleranzschwelle

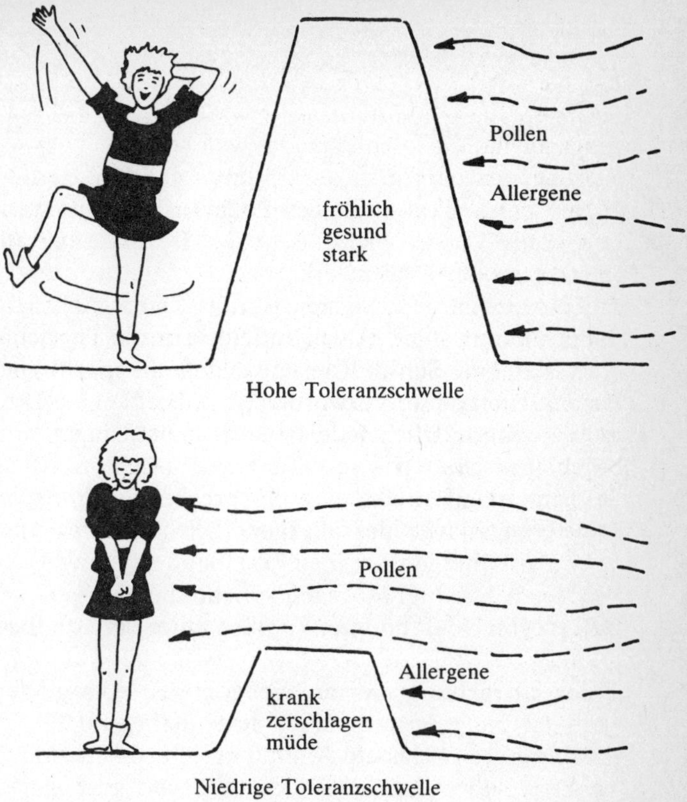

ursprünglich strikten Allergie gegen Blütenpollen wird schließlich eine ausgeweitete, psychisch bedeutsame Allergie, wobei schon ein Bild oder die Vorstellung von einer Wiese Symptome auslöst. So ließ sich bei Meerschweinchen mit Allergenen Asthma auslösen, wobei diese so ausgelösten Asthmaanfälle mit einem Ton als akustischem Reiz gekoppelt wurden. Bereits nach fünf Wiederholungen dieser Koppelung löste allein der Ton einen Anfall aus – ohne Allergene. Nach Auffassung der psychologischen

Lerntheoretiker zeigt dies, wie körperliche Allergiesymptome durch Lernen unter vorher neutralen Bedingungen ausgelöst werden können.

Allergiebereitschaft

Seit langem fragt man sich, warum unter gleichen Bedingungen mit den allgegenwärtigen Pollen in der Luft stets nur ein relativ kleiner Prozentsatz der Bevölkerung an Heuschnupfen oder Asthma erkrankt.

Einer möglichen vererblichen Bereitschaft zur allergischen Erkrankung steht jedoch andererseits die Tatsache entgegen, daß eine Sensibilisierung gegen das spezifische auslösende Allergen stets erworben ist, außerdem die Tatsache, daß grundsätzlich jede Person – unabhängig von ihren Erbeigenschaften – sensibilisierbar ist. Voraussetzung hierfür ist allerdings eine entsprechend aggressive Sensibilisierungsstärke des allergenen Schadstoffes und zudem eine oft über längere Zeit bestehende massive Einwirkung der Allergene. Dagegen spricht aber der geringe Prozentsatz von Heuschnupfenkranken unter der Landbevölkerung.

Bei der Betrachtung der anlagebedingten Allergiebereitschaft ist daher grundsätzlich festzuhalten, daß der durch Erbfaktoren belastete Allergiker sich von »Normalpersonen« lediglich durch eine erhöhte und gesteigerte Sensibilisierungsbereitschaft unterscheidet. Daraus ergeben sich für die Erbforschung bei den Allergien eine Reihe von Schwierigkeiten. Im Gegensatz zu manchen Erbleiden, bei denen zwischen der Grundstörung und dem Krankheitsbild eine feste Beziehung besteht, treten bei den Allergien sowohl in der Verwandtschaft wie auch bei den Patienten selbst wechselnde Erscheinungsbilder der zum »atopischen Formenkreis« gehörenden Erkrankungen auf. Dieses Phänomen wird als allergischer Organwechsel bezeichnet.

So ist ein Symptomwandel, wie im folgenden Beispiel angeführt, keineswegs ungewöhnlich: Das Kleinkind leidet unter Milchschorf und atopischem Ekzem; an dessen Stelle tritt nach Ausheilung in den Entwicklungsjahren ein Heuschnupfen, dieser geht wiederum nach einigen Jahren unter Abheilung der Nasen- und Augensymptomatik in ein reines Bronchialasthma über.

Nach den bisher vorliegenden Untersuchungsergebnissen der Vererbungsforschung gehören die Allergien des atopischen Formenkreises zu den sogenannten »erblichen Dispositionskrankheiten«. Erst durch das Zusammenspiel von Erbmasse und allergener Umwelt entsteht das augenscheinliche Krankheitsbild [13].

Neben der erblichen Allergiebereitschaft sind noch eine große Zahl weiterer Faktoren von maßgeblicher Bedeutung: Der Zustand des neurovegatativen Systems, das Gleichgewicht der Hormone, gleichzeitig bestehende Infektionen, Umwelteinflüsse, Belastungen verschiedenster Art und auch Streß werden auf den in den letzten Jahren zu verzeichnenden Anstieg der allergischen Erkrankungen zurückgeführt. Infektionen in der Kindheit können das Atemsystem empfindlich oder verwundbar machen. Konflikte und andere Arten von gefühlsmäßig belastenden Situationen treten mit diesen früh erworbenen Symptomen in eine Wechselwirkung und lösen so die Krankheit aus. Wenn eine Person in bestimmten Situationen immer »verschnupft« reagiert, wird sich ihre Nasenschleimhaut häufig im Zustand der »kritischen Phase« befinden und mit der Zeit in verstärktem Maße empfindlich auf bestimmte Allergene reagieren. Es ist denkbar, daß nicht lediglich die Durchlässigkeit der Schleimhaut auf diese Weise gesteigert wird, sondern daß auch weitere Teile des Immunsystems verändert werden können.

In der Allergielehre wird die Bedeutung des persönliches Erlebens wie überhaupt die Bedeutung psychischer Bedingungen bei der Sensibilisierung fast ignoriert. Es finden sich höchstens kurze Hinweise, daß allergische Reaktionen durch Beeinflussung der Psyche verstärkt oder herabgesetzt werden können.

Man kann die Sensibilisierung auch als einen Lernvorgang betrachten. Wenn genügend oft bestimmte Atemwegsallergene, z. B. Pollen, auf einen Organismus in einer Konfliktsituation treffen, dann kommt es zu einer Sensibilisierung, die dazu führen kann, daß das Allergen letztlich auch allein zu einer Reaktion führt, die sich dennoch nur wenig von den ursprünglichen Reaktionen unterscheidet. Mit diesem vorgeschlagenen Ansatz ist es möglich, zu einer Reihe von Problemen Stellung zu nehmen, die durch eine rein organische Betrachtung nur unzureichend oder gar nicht erklärt werden können, z. B.:

1. warum jemand zu einem bestimmten Zeitpunkt oder in einer bestimmten Lebensphase sensibilisiert wird,
2. warum jemand nur auf eine begrenzte Anzahl bestimmter Allergene reagiert,
3. warum erblich disponierte Personen, die in der gleichen Umwelt leben, gegen unterschiedliche Allergene sensibilisiert sein können.

Wenn hier auch eine andere Gewichtung ursächlicher Faktoren der Allergie vorgenommen wird als bei den meisten Allergologen, so steht dieser Ansatz dennoch nur scheinbar im Gegensatz zu der Auffassung, eine Allergie entstehe durch eine gesteigerte Antwort des Immunsystems auf genetischer Grundlage; denn eine erbliche Disposition zur vermehrten Reagin- bzw. IgE-Synthese (Atopie) schließt nicht die Tatsache aus, daß eine spezifische Sensibilisierung erst erworben werden muß [17].

Was ist eine psychosomatische Krankheit?

Der Begriff »psychosomatische Krankheit« bezieht sich auf das Ineinandergreifen körperlicher und seelischer Störungen. Der theoretische Ansatz ist nach Forscherschulen verschieden, jedoch betrachtet man allgemein Psyche und Soma, Seele und Körper, als einander ergänzend.

Die Betrachtung der organischen Schädigung allein würde wissenschaftlich eine Halbheit darstellen, die nach Ganzheit verlangt. Die Betrachtung des Menschen als Einheit von Körper und Seele erfordert die Anwendung verschiedenartiger Methoden. Psychosomatik soll also auch als eine Methode des diagnostischen und therapeutischen Vorgehens verstanden werden: eines Vorgehens nämlich, das sich auf die gleichzeitige und koordinierte Verwertung körperbezogener Methoden und Vorstellungen einerseits und psychologischer Methoden und Vorstellungen andererseits stützt.

Nach Meinung vieler Psychotherapeuten gibt es körperliche Störungen, die ausgelöst werden durch eine Kette von Ereignissen, in denen seelische, soziale und kulturelle Faktoren eine Rolle spielen. Man sieht psychosomatische Erkrankungen auch als körperliche Störungen an, deren Natur nur dann angemessen wahrgenommen werden kann, wenn die emotionalen Faktoren untersucht werden und das körperliche Untersuchungsergebnis vervollständigen. Andere Autoren definieren psychosomatische Krankheiten als eine Gruppe von krankhaften körperlichen Veränderungen unbekannter Ursache, bei denen psychische Faktoren eine mehr oder weniger eingreifende Rolle spielen, jedenfalls eine größere als bei anderen organischen Erkrankungen. Die Autoren verstehen darunter Krankheiten wie das Asthma bronchiale, die essentielle

Hypertonie (Bluthochdruck), das Ulcus pepticum (Magengeschwür) und die Colitis ulcerosa (Dickdarmentzündung), die häufig chronisch und wiederkehrend verlaufen und in komplexer Weise mit Streßfaktoren und mit der Persönlichkeitsstruktur der Kranken im Zusammenhang stehen.

Die psychosomatische Forschung hat eine Reihe von Störungen systematisch untersucht, und es hat sich eingebürgert, diese wenigen als psychosomatische Krankheiten zu bezeichnen. Viele Kritiker meinen, daß dafür keine Berechtigung gegeben sei, denn dadurch werden zu leicht scheinbare Grenzziehungen vorweggenommen. Bei einigen Krankheiten ist es nicht nur gelungen, die Bedeutung psychosomatischer Faktoren nachzuweisen, sondern auch wesentliche Fragen der speziellen Dynamik aufzuklären. Daraus ist aber nicht der Schluß zu ziehen, daß wir über zahlreiche andere Krankheiten nichts wissen, weil bei ihnen psychosomatische Zusammenhänge keine ursächliche Bedeutung haben, sondern wir können nur sagen, daß sie bisher nicht systematisch untersucht wurden. In einem gängigen Lehrbuch der inneren Medizin finden sich rund 350 Krankheiten verzeichnet; wenn wir nun noch die anderen Disziplinen hinzunehmen, kommen wir bei vorsichtiger Schätzung auf etwa 2000 Krankheiten, die wir beim Menschen kennen. Von den 350 inneren Krankheiten haben 70 eine unbekannte Ursache. So dürfen wir schließen, daß 1500 Krankheiten mit unbekannter Ursache beim Menschen vorhanden sind. Es hätte nicht viel Sinn, wollte man an die Stelle der Unbekannten jeweils eine psychische Ursache setzen; aber auch dieses Verfahren unterschätzt wohl doch die Bedeutung der »psychogenen« Mitbedingungen organischer Störungen.

Emotionale Belastungen gehen häufig mit einer Verschlimmerung der Symptomatik, gelegentlich auch mit einer Besserung einher.

Wenn von psychosomatischen Krankheiten die Rede

ist, so denkt man nicht nur an krankhafte Gewebsveränderungen, sondern auch an Veränderungen der Pulsfrequenz, des Blutdrucks und andere physiologische Begleiterscheinungen gefühlsmäßiger Streßreaktionen. Von entscheidender Bedeutung ist es, daß der Organismus als ein Koordinationszentrum für zahlreiche Regulationen sowohl psychischer als auch somatischer Abläufe angesehen wird. Nach dieser Auffassung kann es bei Reaktionen auf Streß zu einer Desintegration der normalen Regelvorgänge, d. h. zu einer Störung des Gleichgewichts zwischen den verschiedenen Untersystemen kommen, die sich entweder in psychischen Symptomen oder in gestörten Körperfunktionen oder in beidem äußern kann.

Zur Ursache ist zu sagen, daß man eine von Fall zu Fall verschieden gelagerte Bilanz ursächlicher Faktoren annehmen muß. Wichtig ist es, erstens die notwendigen und wesentlichen Ursachen und zweitens die relative Bedeutung der verschiedenen Faktoren zu bestimmen, die für Unterschiede im Verlauf, im Schweregrad und im Widerstand gegen die Krankheit verantwortlich zu machen sind. Sind z. B. die erbliche Disposition und die psychische Bereitschaft stark, so brauchen nur noch geringe Belastungen dazuzukommen, damit die Krankheit manifest werden kann.

Bei den Überlegungen zur Ursache psychosomatischer Krankheiten können wir uns zeitliche Abfolgen vorstellen, in deren Verlauf an einem bestimmten Punkt vielleicht ganz andere Prozesse bedeutsam werden als an einem anderen Punkt. Schematisch betrachtet, kann man zunächst nach Vorbahnungen forschen, die durch ein Zusammenwirken erblicher, körperlicher und erlebnisbedingter Faktoren bestimmt sind. Psychische Faktoren können solche vorgebahnten Prozesse aktivieren, da es zu einem großen Teil von ihnen abhängt, was jemand in seinen täglichen Erfahrungen als erregend erlebt und was nicht. Sind erst einmal solche Zyklen der Erregung in

Gang gesetzt, so können manche Menschen, sei es aus psychischen oder physischen Gründen, die Erregung noch in Grenzen halten und damit fertig werden, während andere in immer heftigere Erregung geraten. Ob alternative Wege zur Bewältigung von Erregungen zur Verfügung stehen, hängt in starkem Maße von psychischen Faktoren ab. Es ist anzunehmen, daß ein Defekt in der Struktur der Triebe, der Abwehr- und Bewältigungsmechanismen ein körperlich dafür anfälliges Individuum bereit macht, daß unter Streß bestimmte Organsysteme aktiviert werden, wodurch dann der Organismus einem eventuellen nächsten Streß schutzloser gegenübersteht. Entwickeln sich dann Symptome, so hängt wiederum der weitere Verlauf von der Persönlichkeit und der »Ich-Stärke« des Patienten ab. Viele Menschen funktionieren gemessen an sozialen und beruflichen Kriterien ausgezeichnet, aber um den Preis einer Schwäche, die sich in ihren somatischen Symptomen zeigt.

Der Begriff »psychosomatische Krankheit« wird von vielen Verhaltenswissenschaftlern abgelehnt. Sie schlagen statt dessen den Terminus »psychophysiologische Störung« vor. Hierdurch soll klar gemacht werden, daß sich die Verhaltenstherapie sowohl in ihren diagnostischen als auch in ihren therapeutischen Verfahren beim Umgang mit Organstörungen an Ergebnissen der experimentellen psychophysiologischen Forschung orientiert. Als psychophysiologische Störung werden jene Prozesse und Zustände bezeichnet, bei denen eine physiologische Reaktion nach bisher bekannten Lernprinzipien entsteht, aufrechterhalten wird und zu einer Störung der Körperfunktionen führt.

Funktionsstörungen der inneren Organe gelten entweder direkt als erlernt oder werden als Folge von Lernprozessen im emotionalen Bereich aufgefaßt, die einhergehen mit einer Beeinträchtigung der Organfunktionen. Eine entscheidende Rolle muß hierbei Emotionen wie Ekel,

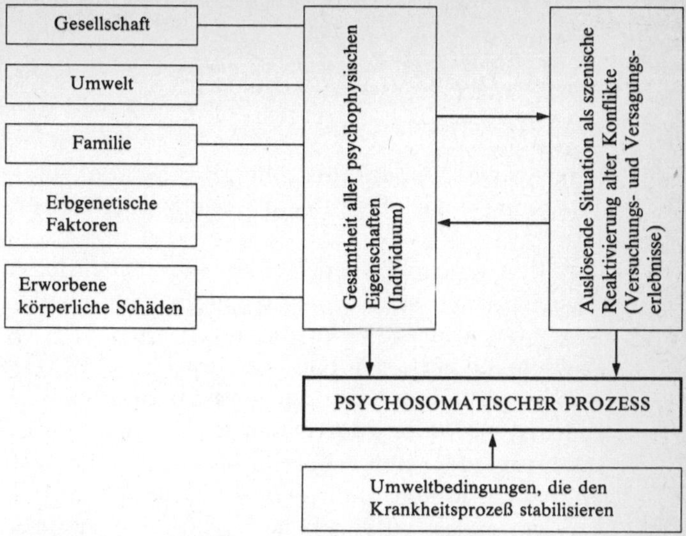

Modell der psychosomatischen Erkrankungen

Scham, Angst oder Wut beigemessen werden. Solche emotionalen Zustände stehen im Zusammenhang mit Veränderungen physiologischer Gegebenheiten. Es ist bekannt, daß häufige emotionale Reaktionen dieser Art, wenn sie sich nicht in angemessene Entlastungshandlungen umsetzen lassen, zu Gewebsveränderungen führen.

Heutzutage genügt es häufig nicht mehr, psychosomatische Störungen mit der Wechselwirkung zwischen »Psyche« und »Physis« zu erklären. Die Erklärung psychosomatischer Störungen muß die Gesellschaft mit einbeziehen: das heißt, die Situation der Menschen innerhalb der Gesellschaft muß ebenfalls näher betrachtet werden.
Die Graphik oben zeigt ein Modell der psychosomatischen Erkrankungen [66].

Zur Psychosomatik der Allergie und des Heuschnupfens

Man kann zwei Gruppen von Allergiepatienten unterscheiden, wenn sie auch nicht scharf voneinander zu trennen sind:

Das eine Extrem stellen jene Patienten dar, bei denen organische Faktoren stark und psychische nur schwach ausgeprägt sind, während beim anderen Extrem das Verhältnis zwischen den beiden Faktoren umgekehrt ist. Die Auswirkung psychischer Faktoren auf die Immunität bzw. Sensibilität ist schwerer zu erfassen als die psychischen Wirkungen auf die Reaktionsbereitschaft bei einer bereits bestehenden Sensibilität. Bei vielen Allergien spielen psychische Faktoren als vorgegebene, auslösende und den Krankheitsverlauf komplizierende Momente mit. Häufig kann man ein Zusammenwirken seelischer und körperlicher Ursachen beobachten: Bei einem Patienten mit verdrängter Wut zum Beispiel genügt in der Blütezeit bereits eine geringe Pollenmenge in der Luft, um eine heftige Heuschnupfenattacke hervorzurufen. Gelegentlich hat das Allergen eine psychische Bedeutung und steht mit aggressiven und sexuellen Konflikten im Zusammenhang; in anderen Fällen dagegen scheint die psychische Bedeutung des Allergens keine derartig große Rolle zu spielen. Aber selbst in solch scheinbar rein organisch bedingten Fällen kann eine allgemeine Angstminderung und Entschärfung z. B. aggressiver Konflikte, etwa durch eine Psychotherapie, die allergische Krankheit günstig beeinflussen. Für viele Forscher besteht das Kernproblem in den Beziehungen zwischen den zwei Arten von ursächlichen Faktoren, den emotionalen und den allergischen. Es ist höchst bedeutsam, daß jede der beiden Faktorengruppen von sich aus einen Anfall auslösen kann, daß aber häufig beide zusammenwirken. Bei einem hohen Prozentsatz von Asthma- und Heuschnupfenpatienten zeigt sich irgendeine Form von allergischer Sensibilisierung. Einige dieser Kranken behalten ihre Überempfindlichkeit trotz der psychotherapeutischen Behandlung, wie sich am Hauttest zeigen läßt, verlieren aber ihre Symptome.

Bei solchen Fällen haben wir es wahrscheinlich mit einer »Summation von Reizen« zu tun, mit anderen Worten: nur ein Zusammentreffen der emotionalen Reize und der allergischen Faktoren führt einen Anfall herbei, getrennt bleibt die Wirkung der jeweiligen Reize unterhalb der Reiz- oder Toleranzschwelle. Damit erklärt sich auch die Behauptung sowohl der Psychotherapeuten wie der Allergologen, daß ihre Behandlung erfolgreich gewesen sei. In den meisten Fällen sei es ausreichend, einen der beiden gleichzeitig vorhandenen ursächlichen Faktoren, also entweder den allergischen oder den emotionalen, zu beseitigen, um den Kranken beschwerdefrei zu machen. Der nichtbehandelte Faktor allein genügt offenbar nicht, um Anfälle auszulösen.

Ob die allergischen und emotionalen Faktoren in ihrer Entstehung als unabhängig betrachtet werden dürfen, ist eine noch unentschiedene Frage. Es finden sich immerhin Anzeichen dafür, daß die allergische Bereitschaft und die Anfälligkeit für bestimmte Konfliktsituationen miteinander in einer bisher noch unbekannten Weise zusammenhängen.

Für viele Allergologen stellt der Heuschnupfen immer noch den Prototyp einer rein allergischen Antigen-Antikörper-Reaktion dar. Andererseits verneinen auch viele Allergologen nicht die Bedeutung psychischer Faktoren als mitwirkende Komponente beim Auftreten von Heuschnupfensymptomen; dennoch werden sie für ein umfassendes Allergieverständnis nur wenig berücksichtigt. In vielen Lehrbüchern finden sich Sätze über den »bemerkenswerten Einfluß der Psyche« bei der Auslösung des

Heuschnupfens. Um aber gleich darauf fortzufahren: die Stärke des Heufiebers in den einzelnen Jahren sei verschieden stark und hänge fast ausschließlich von äußeren, meteorologischen Faktoren ab.

Die Tatsache, daß die meisten Heuschnupfenkranken sich keiner von der Norm abweichenden Stimmungslage bewußt sind und daß die Allergologen von ihren Patienten nur vereinzelt die Schilderung einer bestimmten Gefühlslage erfahren, führte vor allem zu der Ansicht, daß der Frage nach dem Verständnis der allergischen Phänomene doch nur mehr im chemisch-pysikalischen Bereich und unter den Gesetzen der Immunitätsbiologie nachgegangen werden müsse. Die meisten Heuschnupfenpatienten verneinen es, an besonders großer Angst zu leiden, besonders gefährdet, isoliert, überfordert, unverwurzelt und unsicher zu sein. Dennoch gehört es oft zur hintergründigen emotionalen Art überdurchschnittlich vieler dieser Patienten, daß sie in einer derartigen Gestimmtheit, in welcher oft erst eigentlich als Ausdruck der übersteigerten Abwehrbereitschaft die chemische Antigen-Antikörper-Reaktion entstehen kann, leben müssen. Wenn aber der Erkrankte selbst im allgemeinen nicht um diese seine typische Grundstimmung weiß, dann, so nimmt man an, kann auch der Allergologe nur selten von dieser für das Verständnis der Allergien so wichtigen Verfassung seines Patienten Kenntnis erlangen. Nun hat man aber bei fast allen Psychotherapien mit Allergikern, die auch nur einigermaßen den Anspruch auf Gründlichkeit erheben können, immer wieder die gleiche Erfahrung gemacht: Im Laufe jeder Behandlung, oft erst nach 50, 100 oder 150 Therapiestunden, spürt der Patient bis dahin von ihm nicht gekannte Gefühle der Angst, der Unsicherheit, des Bedrohtseins, der Überforderung, der Überreiztheit, der Hilflosigkeit, des Ausgeliefertseins, der Aggression usw. Dieses bestimmte Bewußtwerden einer derartigen Stimmungslage wiederholt sich in jeder Psychotherapie fast regelmäßig, wenn auch beim einzelnen Patienten in einer immer individuell verschiedenen Form.

Aus der Sicht der Psychoanalyse interpretiert man den allergischen Prozeß folgendermaßen: Aufgrund des unangemessenen Verhaltens in der frühen Beziehung zwischen Mutter und Kind komme es zur Entwicklung psychischer Vorgänge, die uns zunächst in Form von Verhaltensstörungen sichtbar werden. Reichten diese in besonders starken Belastungssituationen dauernder Art als Schutz- und Abwehrformen nicht aus, so greife das Ich auf Formen biologischer Abwehr zurück, d. h., der Kontakt mit der Bezugsperson oder deren Mitmenschen werde vom Organismus so beantwortet, als müsse er sich gegenüber einem Allergen zur Wehr setzen. Das Allergen werde zum Stellvertreter für die als gefährlich phantasierten bösen Bezugspersonen der frühesten Erlebnisperiode.

Die Bedeutung des Nervensystems für die Allergie

Auf die Frage, über welche organischen Wege die Psyche den Körper so vorbereitet, daß er bei Einbruch der Allergene mit Symptomen reagiert, gibt es nach älterer Auffassung zwei Antwortmöglichkeiten:

1. durch eine Erregbarkeitsänderung des vegetativen Nervensystems, wodurch dann eben unterschwellige Reize Erregungswert gewinnen;
2. durch eine veränderte Durchblutung, die von den psychischen Reizen auf dem Wege über die Gefäße erzielt wird, so daß krankhafte Stoffe eindringen können [16].

Neuere Auffassungen sprechen von der großen Bedeutung des vegetativen Nervensystems und des Zustandes des mit diesem eng verknüpften endokrinen Systems sowie der Psyche. Fast stets läßt sich beim Allergiker eine Labilität des Sympathikus bzw. Parasympathikus nachweisen. Manche gehen sogar so weit, zu sagen, daß es bei normaler

Gleichgewichtslage des vegetativen Nervensystems überhaupt keinen allergischen Zustand gibt. Besonders förderlich scheint für die Allergisierung ein erhöhter Parasympathikustonus zu sein. Die tagesperiodischen Schwankungen im Tonus des Sympathikus und Parasympathikus dürften auch die Ursache dafür sein, daß die Stärke einer allergischen Reaktion manchmal deutlich von der Tageszeit abhängt.

Aus den Berichten vieler Forscher geht hervor, daß sowohl beim allergischen als auch beim infektiösen Schnupfen das Ungleichgewicht des vegetativen Nervensystems eine Rolle spielt und daß beim allergischen eine parasympathische Überreaktion im Hintergrund stehen kann. In beiden Fällen gibt es einen hohen Prozentsatz von Patienten, bei denen nur psychogene Ursachen im Vordergrund stehen. Man braucht nur ins Theater zu gehen und sich das Husten, Räuspern und Schneuzen nach einer emotionsgeladenen Szene anzuhören, um davon überzeugt zu sein, daß Nasentröpfeln durch Erregung und emotionale Spannung ausgelöst werden kann.

Wichtig für unsere Überlegungen ist auch, daß eine Störung im Stoffwechsel der Katecholamine angenommen werden kann, derjenigen Hormone also, die bei emotionaler Erregung verstärkt ausgeschüttet werden.

Kampf- und Fluchtsituationen sind mit sympathikotonen Reaktionen verbunden, Erholung und Ruhe dagegen repräsentieren überwiegend parasympathikotone Vorgänge im Organismus [46, 47].

Es stellt sich nun die Frage, wie es zu einer parasympathikotonen und sympathikotonen Dauerspannung bei Allergikern kommt. Zu den parasympathikotropen Grundbedürfnissen des Menschen gehört die Suche nach Ruhe, Sicherheit, Erholung, Geborgenheit, Harmonie und Selbstbestätigung. Sympathikotrope Bedürfnisse dagegen bedeuten: der Welt aktiv begegnen, mit dem Leben fertig werden, aufbauen und notfalls durch aggressive Auseinandersetzungen die eigenen Grenzen verteidigen und dem anderen die Grenzen setzen. Sind die Patienten darin gehemmt, die eben genannten Grundbedürfnisse zu befriedigen, so mag es zu einer emotionalen Dauerspannung kommen. Der Allergiepatient, so nimmt man an, kann diese Impulse nur schwer wahrnehmen oder muß sie verleugnen. Ein nicht wahrgenommener oder verleugneter Impuls bleibt aber trotzdem oft wirksam und äußert sich als körperliches Symptom.

Was aber läßt den Allergiker seine Impulse verleugnen oder nicht wahrnehmen?

Beim Allergiker ist

1. die Beziehung zu sich selbst gestört. Es handelt sich, aus psychoanalytischer Sicht, um eine narzißtische Störung;
2. die Beziehung zum anderen gestört. Diese spezifische Art der Störung wird auch als »allergische Objektbeziehung« bezeichnet.

Bei der Störung der Beziehung zu sich selbst besteht ein vermindertes Selbstwertgefühl. Man hat festgestellt, daß bei einem Mangel an Selbstwertgefühl seelische Kränkungen zu Gefäßveränderungen der Haut und der Schleimhäute und zu erhöhter Anfälligkeit für Schnupfen führen.

Der Nachweis, daß sich vegetative Reaktionen psychologisch programmieren lassen, hat grundsätzlich gezeigt, daß zwischen Körper und Verhaltensprozessen Beziehungen bestehen. Aufgrund dieser Befunde darf man verallgemeinernd annehmen, daß die inneren Organe auf Umweltreize und auf Erinnerungen, Vorstellungen und Wünsche reagieren. Die Einzelheiten bezüglich der beteiligten Mechanismen und Prozesse sind noch immer nicht eindeutig geklärt. Eine unmittelbare bewußte Steuerung ist bei den meisten vegetativ innervierten Organen nicht möglich. In welchem Ausmaß beherrschen zentralnervöse Vorgänge die vegetativ innervierten Organe?

Das allergische Geschehen des Organismus ist sicherlich durch zentralnervöse Regulationen beeinflußbar. So könnten corticale Impulse, die von der Großhirnrinde ausgehen, über das Zwischenhirn und die vegetativen Regulationen die Durchlässigkeit der natürlichen Schutzflächen des Organismus (Haut und Schleimhäute) beeinflussen und damit das Eindringen bzw. Vordringen allergener Stoffe zu den Antikörperbildungsstätten erst ermöglichen oder erleichtern [3, 26]

Die psychoanalytische Forschung ist aufgrund ihrer Beobachtungen zu der Ansicht gelangt, daß Stoffe erst dann zu Allergenen werden, wenn sie für den Patienten auf dem Wege über unbewußte Gedanken- und Gefühlsverknüpfungen einen krankhaften Charakter annehmen.

Viele Wissenschaftler berichten, daß die Sensibilisierung gegenüber vorher harmlosen Stoffen oft erst dann eintritt, wenn das Individuum mit ihnen im Zustand gefühlsmäßiger Spannung aufgrund bestimmter Konflikte zusammentrifft.

Bei Sensibilisierungsexperimenten zur Erzeugung allergischer Symptome an Meerschweinchen wurde nachgewiesen, daß dies nur gelingt, wenn die Tiere während der Versuchszeit unter Streß stehen (z. B. Lichtbestrahlung lichtscheuer Tiere), der die Tiere in eine angstvoll-unruhige Stimmungslage, in ein Erleben beständiger Bedrohung bringt. So konnte man den Einfluß von Streßfaktoren bei der Entstehung allergischer Symptome nachweisen [40].

Der Zusammenhang zwischen Heuschnupfen, Sexualität und Schwangerschaft aus psychoanalytischer Sicht

Amerikanische Wissenschaftler erforschten die Bedeutung von bestimmten Lebenssituationen, Einstellungen und Haltungen des Menschen im Zusammenhang mit der Nasenfunktion und der Sexualität. Ihre Fallbeobachtungen scheinen zu bestätigen, daß Veränderungen in der Nase beim Geschlechtsverkehr im allgemeinen nicht so sehr abhängig sind vom sexuellen Verkehr an sich, sondern eher von der gefühlsmäßigen Zufriedenheit bei der sexuellen Aktivität. Wenn seelische Konflikte, Schuldgefühle und Demütigungen den Sexualverkehr belasten, treten oft Überreaktionen in der Nase mit Blockierungen und übermäßigem Nasenlaufen auf.

Die Bedeutung bedrohlicher Lebenssituationen im Zusammenhang mit der »Schwangerschaftsrhinitis« wurde von vielen Frauen mit chronischen Störungen der Nase beobachtet.

Jene Frauen, die ihre Schwangerschaft als wünschenswert begrüßten und als werdende Mutter uneingeschränkte Unterstützung erhielten, stellten gewöhnlich eine Besserung oder den vollständigen Rückgang ihrer Symptome für die Dauer der Schwangerschaft und oft sogar länger fest [18].

Die Nase wird in der psychoanalytischen Literatur häufig als Phallussymbol betrachtet, während sie als Symbol des weiblichen Organs nur beiläufig erwähnt wird. Bestimmte Nasenschwellungen führte man bei Frauen auf einen verschobenen Wunsch nach einem Penis zurück. Es wird von einer Heufieberpatientin berichtet, deren Hauptproblem in der psychoanalytischen Therapie in der Zurückweisung der weiblichen Rolle bestand; außerdem hatte sie die Phantasievorstellung, einen Penis zu besitzen, und verhielt sich aggressiv gegen andere Frauen.

Diese Frau erkrankte bei der Geburt ihres Kindes erstmals an Heufieber; es entstand ein schwerer Konflikt, der einerseits die Identifikation mit ihrer Mutter verstärkte, ihr aber andererseits die Illusion nahm, einen Penis zu besitzen. In ihrer Phantasie besaß die Nase die Bedeutung eines Penis. Bezogen auf die erste Heufieberattacke während der Psychoanalyse sprach die Patientin davon, wie unanständig es sei, eine große rote Nase zu haben. Ferner äußerte die Patientin, daß sie ihren Mann umbringen könne, wenn er seine Nase putze; der Nasenschleim sähe aus wie Sperma. Sie sprach von der Demütigung, auf die Nase geschlagen zu werden, und von ihrer Neigung, während der Jugend in der Nase zu bohren, was sie mit Masturbation in Verbindung brachte. Dafür war sie bestraft worden, indem man sie in das Klosett eingeschlossen hatte. Die Patientin erinnerte sich später, daß im Klosett Kleider ihres Vaters hingen. Sie hätte sich am liebsten mit den Kleidern ihrer Mutter die Nase geputzt und darauf gespuckt, wenn sie greifbar gewesen wären, statt dessen habe sie mit den Hosen ihres Vaters gespielt und versucht hineinzuschauen, um zu sehen, wo sein Glied sei ... Ihre Ablehnung der weiblichen Geschlechtsrolle, die Betonung ihrer Männlichkeit, ihre Phantasievorstellungen eines eigenen Penis, die Gefahren, die mit der Sexualität und der Mutterschaft einhergehen, sowie der Zusammenhang mit ihren Heuschnupfenanfällen wurden von der Patientin selbst genau dargestellt [8].

Als bemerkenswerte Eigenschaft wird die Geruchsüberempfindlichkeit bei etwa 50 % der Asthmatiker beschrieben. Es handelt sich dabei nicht um eine verringerte Reizschwelle gegen Gerüche. Die abgewehrten Gerüche betreffen Dinge, die etwas mit Unsauberkeit und Schmutz zu tun haben. Die gleiche Überempfindlichkeit wie gegenüber solchen Gerüchen besteht gegenüber dem »schmutzigen« Verhalten der Umgebung (»Ich kann einen Menschen nicht riechen«, »das stinkt mir«), vor allem auch gegen eigene »schmutzige Regungen«. Zu dieser Abwehr gehört, daß Frauen häufig eine extreme Sauberkeit in ihrem Heim pflegen. Es wird berichtet, daß viele Asthmatikerinnen frigide seien und Männer häufig Potenzstörungen hätten, was bei der zwanghaft sexuellen und aggressive Regungen abwehrenden Struktur nicht unerwartet ist.

Ein Psychoanalytiker berichtet von fünf weiblichen und zwei männlichen Heufieberpatienten, die er ausschließlich psychoanalytisch behandelte und heilte. Das Material, das von diesen Patienten während der Psychoanalyse angeboten wurde, läßt ihn zu dem Schluß kommen, daß die Heufiebersymptomatik ein Ergebnis mißlungener Verdrängung sei. Der wahrscheinlich wichtigste Faktor, der diese unbefriedigende Verdrängung bestimmt, sei die unbefriedigte, hintertriebene und gehemmte sexuelle Neugier des Kindes. Das Versagen oder die Weigerung der Eltern, ihr Kind aufzuklären, das seine sexuelle Neugier zu befriedigen und zu meistern versucht, führe zur Verschiebung und zur verstärkten Beschäftigung mit anderen körperlichen Funktionen, besonders der Ausscheidung. Diese Funktion ist eng verbunden mit Gerüchen. Wenn die Eltern oder andere Autoritätspersonen die sexuelle Neugier strikt tabuisieren, während sie gleichzeitig das Kind ermutigen und sogar verführen, sich vorwiegend mit den Ausscheidungsfunktionen, z. B. in der Reinlichkeitserziehung, zu beschäftigen, so komme diese Verschiebung der Neugier unvermeidlich zustande.

Alle sieben Patienten erinnerten sich, während der Kindheit viele Erfahrungen mit verführerischem Elternverhalten gemacht zu haben, oft unter dem Vorwand, ihre Ausscheidungsfunktionen zu überprüfen. Den beiden Jungen wurden unangemessene, sogar falsche Sexualinformationen gegeben; einem Jungen machte seine Mutter bis zum fünften Lebensjahr, dem anderen bis zum Alter von zwölf Jahren Einläufe. Alle fünf Mädchen mußten oft in Begleitung ihres Vaters auf die Toilette gehen, in einem Fall bis nach der Pubertät.

Es ist nicht die Absicht, daraus zu folgern, daß Kinder, die in solch einer Umgebung aufwuchsen, unbedingt Heuschnupfen bekommen müssen; man will vielmehr demonstrieren, daß diese Kinder in einer Atmosphäre groß wurden, in der die sexuelle Neugier unterdrückt, gleichzeitig aber die Geruchswahrnehmung geschärft wurde. Das psychoanalytische Material der sieben Patienten überzeugte den Psychoanalytiker von der psychischen Komponente des Heuschnupfens, die in einer Verschiebung der sexuellen Neugier auf den Geruchsbereich bestand. Mehrmals wurde der Psychoanalytiker von Patienten darüber informiert, daß ihre Geruchsempfindlichkeit besonders ausgeprägt sei bei gefühlsmäßigen Spannungen und daß bestimmte Gerüche Heufieberattacken auslösten [69].

Das Zusammenspiel zwischen diesen inneren Konflikten und den äußeren Einwirkungen, nämlich den Pollenallergenen, blieb in der Allergologie bisher unberücksichtigt. Gerade der Heuschnupfen wird noch zu sehr als eine rein organische Allergie betrachtet. Das Prinzip der Summation von äußeren und inneren Faktoren könnte das Problem des Zusammenspiels von psychischen und allergischen Faktoren beim Heuschnupfen und bei der Allergie klären.

Der Autor räumt ein, daß es Fälle gibt, bei denen eine lokale Sensibilität allein genügt, um einen Anfall auszulösen. Es muß aber auch berücksichtigt werden, daß psychische Belastungen, z. B. durch die Mobilisierung verdrängter sexueller Spannungen, alleine ausreichen, eine Heuschnupfenattacke hervorzurufen. Dies würde die Unempfindlichkeit der Patienten, die sich einer Psychoanalyse unterzogen hatten, gegen Pollen erklären. Als die Hemmungen und die chronischen psychischen Belastungen beseitigt waren, konnten die Pollen keine Attacke mehr auslösen.

Diese Befunde weisen auf die Bedeutung der psychischen Faktoren bei der Entwicklung der Heuschnupfensymptome hin; gleichzeitig wird jedoch auch die Bedeutung der Pollen und anderer Faktoren berücksichtigt.

Aus der Erfahrung mit allergischen Patienten bestätigen auch andere Psychotherapeuten einen konstanten emotionalen Faktor. Hier zur Illustration wieder zwei Fallgeschichten:

Ein 32jähriger Mann, der seit seinem elften Lebensjahr

schweres saisonales Heufieber hatte und zusätzlich Asthma seit Anfang 20, stand stark unter dem Einfluß seiner Mutter. Sie war eine verführerische Frau, und der Sohn schlief, bis er elf Jahre alt war, bei ihr in einem Doppelbett. Diese Schlafgewohnheit hörte auf, als er eines Nachts ihren Busen berührte. Zu dieser Zeit nahm er auch zum erstenmal an einer Fahrt und an einem Zeltlager teil. Dabei setzte der Heuschnupfen ein. Dies läßt auf eine Verbindung zwischen dem Heuschnupfen und den sexuellen Wünschen in bezug auf seine Mutter schließen (zusätzlich zu den neuen Pollenallergenen im Zeltlager). Später versuchte die Mutter eine Heirat zu verhindern. Der Patient heiratete trotzdem, geriet aber in die gleiche Abhängigkeit von seiner Frau, die er auch bei seiner Mutter gehabt hatte. Als er mit 32 Jahren eine Psychoanalyse begann, war der Patient immer noch in der Ausbildung und wurde von seiner Frau unterstützt. Er fühlte, daß er ihr gegenüber keine normale erwachsene, männlich sexuelle Haltung zeigte, sondern in Wirklichkeit ihr kleiner Junge war.

Der Patient hatte einen seiner schwersten Heuschnupfenanfälle, als er gezwungen war, sich selbst eine Stelle zu suchen und zu arbeiten, um eine Operation seiner Frau finanzieren zu können. Der Heuschnupfen hielt in extrem schwerer Form den ganzen Sommer hindurch an, und es trat auch keine Besserung nach der Heuschnupfensaison ein. Dies erinnerte ihn an eine schwere Heuschnupfenperiode, die er mit etwa 13 Jahren erlebt hatte; sie trat auf, als er einen Ferienjob bekam, bei dem er hart arbeiten und zwangsläufig den Kontakt mit seiner Clique aufgeben mußte.

Das Auftreten des Heuschnupfens in den betreffenden Situationen läßt annehmen, daß es mit dem Wunsch des Patienten im Zusammenhang stand, diese Belastungen zu vermeiden. Im Grunde sehnte er sich nach seiner Mutter. Bei jeder Schwierigkeit vertraute er sich seiner Mutter an; in seiner Jugend berichtete er ihr – auch um sich ihrer Liebe zu versichern –, wenn ein Mädchen ihn verführen wollte. Dieser Patient erlitt auch einen Schnupfenanfall während eines Besuchs bei seinem Chef, als dessen Frau die Beine übereinanderschlug und er kurz unter den Rock schauen konnte. Die Bedeutung der Sexualität in diesem Beispiel ist deutlich; vermutlich verknüpfte er die Frau des Chefs gedanklich mit der verführerischen Mutter.

Der zweite Patient, ein Mann mittleren Alters, litt schon zeit seines Lebens an Schnupfen; er wurde von seiner Mutter anfänglich verwöhnt, später jedoch stark vernachlässigt. Er wandte sich daraufhin seinem Vater zu, war aber auch von ihm enttäuscht. Von nun an reagierte der Patient mit Zurückweisung: »Ich will überhaupt nichts mehr von ihr, komme, was da wolle.« In seinem beruflichen Leben sagte er sich: »Wenn ich von niemandem etwas erwarte, kann ich nicht enttäuscht werden.« Er war verbittert und zynisch, da er meinte, alle Leute wollten immer etwas von ihm und gäben ihm nicht die Zuwendung, nach der er sich eigentlich sehnte. Obwohl der Patient versuchte, sich als unabhängig und hartgesotten darzustellen, kamen ihm Tränen, wenn er von jemandem hörte, der anderen half. In einem Theaterstück sah er, wie eine Ehefrau auf ihren Mann wartete, die Hausschuhe bereithielt und ihm den Mantel abnahm. Das beeindruckte den Patienten ungeheuerlich. Ihn ärgerten die einseitigen Wünsche seiner Frau nach Aufmerksamkeit, Zuwendung und sexueller Befriedigung; er sehnte sich nach Ausgleich und einer mütterlichen Frau, die ihm Liebe, Aufmerksamkeit und Wärme entgegenbrächte.

Drei Heuschnupfenanfälle eines Patienten, der von seiner Mutter zurückgestoßen wurde, sich nach mütterlichen, drallen Frauen sehnte, verdeutlichen die gleichen Mechanismen, die schon im vorhergehenden Fall geschildert wurden.

Eines Abends, Mitte März, lehnte die Frau des Patienten den sexuellen Verkehr mit ihm ab. Daraufhin bekam er Heuschnupfen. Er drehte sich im Bett um, begann zu schlafen und träumte, er praktiziere mit seiner Frau die Fellatio; der Patient schämte sich, weil die Nachbarn zuschauten; danach erschien ihm im Traum eine große mütterliche Frau mit einer Einkaufstasche voller Lebensmittel. Dies alles trug sich in seiner Heimatstadt zu. Er verband mit der Frau sofort seine Mutter. In der für ihn typischen Art wollte er heim zu seiner Mutter, wenn er Schwierigkeiten mit seiner Frau hatte. Der Patient kam letzten Endes zur Psychoanalyse, um seine Ehe zu retten; er hatte seine Frau verlassen wollen in der Hoffnung, eine mütterlichere Frau zu finden, die ihn besser befriedigte. In anderen Träumen wurde seine Frau regelrecht mit der Mutter gleichgesetzt. Im Mai bekam er nach einem Ehestreit, in dem es um eine andere Frau ging, die er gerne getroffen hätte, Heuschnupfen. Eine Heuschnupfen-Attakke trat auf, als der Patient erfuhr, daß er eine Geschäftsreise machen müsse und nicht in Urlaub fahren könne.

Die Weigerung, sich mit Problemen auseinanderzusetzen, und der Wunsch, zu seiner Mutter zu flüchten, waren dem Patienten nicht bewußt. Beides hatte er verdrängt und verleugnet, weil es unvereinbar war mit seinen Idealen von Unabhängigkeit und Männlichkeit [58].

Alle diese Beobachtungen unterstützen die Behauptung, daß psychische Mechanismen beim Heuschnupfen und der Allergie bedeutsam sind. Der Zusammenhang zwischen intensiven verdrängten, frustrierten Wünschen und der allergischen Sensibilität unterstützt eine Theorie, die sowohl psychologischen als auch allergischen Faktoren Rechnung trägt: Die Emotionen führen zu körperlichen Veränderungen, die entweder die allergischen Symptome hervorrufen oder das Gewebe sensibler machen für Allergene – oder aber beides. Es ist auch denkbar, daß ein Patient, der vermutlich auf rein organischer Basis allergisch ist, deshalb leichter Symptome produziert, weil sie eigentlich psychisch bedingt sind; ein Patient kann saisonale

Heuschnupfenanfälle bekommen, weil er gegen Pollen allergisch ist. Wenn seine emotionalen Bedürfnisse jedoch zunehmen, kann sich ein Heuschnupfen verschlimmern. Außerdem können die Symptome allein deswegen auftreten, weil seine verdrängten frustrierten Wünsche zu stark werden und ein gewisses Niveau überschreiten.

Ein Patient, bei dem aufgrund seines emotionalen Zustandes bestimmte Gewebe und Schleimhäute konstant gereizt sind, kann auf Allergene sensibel reagieren und eine Allergie entwickeln.

Diese Problematik wurde in der psychoanalytischen Literatur sehr ausführlich am Beispiel des Asthmas erörtert. Die psychodynamische Hauptwurzel bei Asthma bronchiale liegt in einem Konflikt, der um eine starke Mutterbindung zentriert ist. In allen Biographien findet sich das Motiv der Ablehnung, der Zurückweisung durch die Mutter, auf die das hilfsbedürftige Kind mit erhöhter Unsicherheit und verstärktem Anlehnungsbedürfnis reagiert. Die Tendenz mancher Mütter, ihre Kinder frühzeitig selbständig zu machen, hatte das genaue Gegenteil zur Folge. Die verdrängten (d. h. unbewußt gewordenen) Abhängigkeitswünsche in bezug auf die Mutter zeigten im Vergleich zu den Wünschen etwa der an Magengeschwüren leidenden Patienten eine andere Färbung. Sie wollten beschützt, unter die Fittiche genommen werden. Alles, was den Kranken von der Mutter zu trennen drohte, vermochte einen Asthmaanfall auszulösen. Der Anfall zeigt gegensätzliche Tendenzen: den Protest gegen die Trennung, aber auch die Abwehr des Wunsches, durch Schreien die enge Bindung zur Mutter wiederherzustellen [2].

Die Beziehung des Allergikers zu seinen Mitmenschen

Viele Psychoanalytiker stellen bei Allergikern eine bestimmte Form der Beziehung zu ihren Mitmenschen fest. Sie ist besonders charakteristisch bei Asthamtikern und Ekzematikern, tritt aber auch ziemlich regelmäßig bei Patienten mit Heuschnupfen und Nesselfieber auf, gelegentlich auch bei Patienten mit Migräne.

Während der Hysteriker mit Hilfe des Mechanismus der Vermeidung Distanz hält, der Zwangskranke durch seine besonderen Mechanismen die Beziehungen gefühlsmäßig zu neutralisieren versucht, hat der Allergiker, wie man annimmt, nur den Wunsch, sich so weit wie möglich zu nähern, bis hin zu Verschmelzung. Es handelt sich dabei um eine grenzenlose Identifikation, eine Vermischung ohne Nuancen. Der intuitive Allergiker weiß sehr rasch, was z. B. der Arzt wünscht, und trägt nach bestem Können dazu bei, das Gesamtwesen, das er mit dem Arzt bildet, zu befriedigen.

Diese als typisch für den Allergiker bezeichnete Verhaltenseigenart trägt auch zur Erhellung der beschriebenen Beobachtung bei, daß es kaum andere Kranke gebe, die so bereitwillig an ihrer Genesung in der Klinik mitarbeiten. Durch Verschmelzenwollen verwischen sich die Grenzen.

Bei dieser stabilen Installierung im anderen handelt es sich, wie man weiterhin annimmt, um primäre Identifikationen, um eine gegenseitige Durchdringung. Häufig kommt es aber zu Identifikationsschwierigkeiten: Diese rühren von Eigenschaften her, die der Allergiker selbst nicht besitzt. Um diesen Schwierigkeiten zu entgehen, wendet der Kranke projektive und identifikatorische Mechanismen an: projektive, indem er seinen Mitmenschen mit seinen Eigenschaften ausstattet; identifikatorische, indem er sich die Eigenschaften des Mitmenschen zulegt. Bei den identifikatorischen Vorgängen des Allergikers hat die Unterscheidung zwischen Gut und Böse keine Bedeutung, er will nur um jeden Preis »eins« sein. Allerdings darf der Mitmensch hinsichtlich seiner Eigenschaften nicht zu weit von einem bestimmten Ideal des Kranken entfernt sein; dieses Ideal enthält auch die neurotischen Charakterstrukturen; so zeigten viele Kranke all die bekannten Fixierungen. Allergische Zustände gingen regelmäßig mit einer bestehenden Charakterneurose einher. Die Verbindung mit dem Mitmenschen orientiert sich an der Mutterbeziehung, jedoch nicht an der realen, sondern an der idealisierten. Die idealisierende Identifikationsbeziehung bedeutet dem Kranken unendlich mehr als die reale.

Eine Krise kann auf zweierlei Weise behoben werden: durch das Besitzergreifen eines neuen, besonders anziehenden Bezugsobjekts oder durch den Ausbruch des allergischen Symptoms. Häufig vertritt man die Ansicht, daß die allergische Reaktion eine Abwehrfront sei, welche den Zerfall der Persönlichkeit verhindere.

Die Lerntheorie des bedingten Reflexes bei Asthma bronchiale und Heuschnupfen

Die wohl am häufigsten beobachtete und von der naturwissenschaftlich orientierten Asthmaforschung relativ früh und oft bereitwillig aufgenommene Erklärungsmöglichkeit für die psychogene Komponente des Asthmas basiert auf dem Modell des bedingten Reflexes. Dieses Modell, orientiert am streng biologischen Standpunkt, kam dem Objektivitätsstreben der naturwissenschaftlichen Medizin entgegen. Regelmäßig findet man in der Literatur den bedingten Reflex als ursächlichen Faktor beschrieben.

Zunächst soll eine allgemeine Übersicht über die Prinzipien des bedingten Reflexes und der klassischen Konditionierung gegeben werden, um sie danach an Heuschnupfen und Asthma zu verdeutlichen.

Ein hungriger Hund sondert Speichel beim Geschmack

von Futter ab. Das ist ein unkonditionierter Reflex oder eine unbedingte Reaktion. Wenn der Hund schon beim Glockenton, der der Darreichung des Futters vorausgeht, Speichel absondert, ist das ein bedingter Reflex oder eine konditionierte Reaktion. Der Hund hat die Fähigkeit erworben, auf einen früher neutralen Reiz, den Glockenton, eine bestimmte Reaktion zu zeigen. Bei dem typischen Konditionierungsvorgang wird der Glockenton gegeben, bevor dem angebundenen hungrigen Hund Futter gereicht wird. Wenn dieses öfter geschehen ist, sondert der Hund bereits Speichel ab, wenn die Glocke ertönt. Der Glokkenton ist zu einem konditionierten Reiz oder konditionierten Stimulus (CS) geworden, der die konditionierte Reaktion (bedingter Reflex, CR) des Speichelflusses hervorruft. Vor dem Experiment wurde nur durch die Futtergabe, d. h. durch einen unkonditionierten Reiz (UCS), der Speichelfluß, die unkonditionierte Reaktion (UCR), angeregt.

Pawlows klassisches Experiment des Konditionierens von Hunden ist mit Erfolg auch auf den Menschen übertragen worden. Vielfältige Reaktionen einschließlich autonomer Reaktionen sind konditioniert worden.

Beim klassischen Konditionieren gibt es gesicherte empirische Ergebnisse.

a) Akquisition. Die Stärke einer konditionierten Reaktion steigt mit der zunehmenden Zahl der Versuchsdurchgänge, in denen UCS und CS gekoppelt wurden, in asymptotischer Kurve an.

b) Löschung (Extinction). Mit zunehmender Zahl der Versuche, in denen der CS ohne den UCS gegeben wird, nimmt die konditionierte Reaktion ab und verschwindet schließlich ganz.

c) Spontane Erholung. Wenn nach der Löschung eine Pause eingelegt wird, ist es wahrscheinlich, daß die CR wieder auftritt. Diese Tendenz ist stärker, wenn die

Reaktion in der Löschungsperiode kontinuierlich anstatt unterbrochen auftritt.

d) Generalisierung. Darunter versteht man die Tendenz, auf ähnliche Reize gleich zu reagieren. Der Hund, der auf einen Ton bestimmter Frequenz hin Speichel absonderte, wird das auch bei Tönen höherer und niedrigerer Frequenz tun. Die Stärke der CR wechselt entsprechend der Ähnlichkeit des Reizes mit dem ursprünglichen CS. Die Dimensionen der Reizgeneralisierung werden ebenso durch die symbolische Bedeutung des Reizes wie durch seine physikalischen Qualitäten bestimmt.

Die Generalisierung der Reaktion ist das Gegenstück zur Reizgeneralisierung. Wenn eine besondere CR nicht mehr möglich ist, antwortet der Organismus auf den CS mit einer anderen, jedoch ähnlichen Reaktion. Ein Hund wird z. B. eine andere Pfote auf den CS hin heben, wenn die Pfote, die ursprünglich zu heben war, festgebunden wird.

e) Diskrimination. Man kann einen Organismus darauf konditionieren, zwischen zwei ähnlichen, aber nicht identischen Reizen, die vorher eine gleiche Reaktion ausgelöst hatten, zu unterscheiden. Man bewerkstelligt das, indem man die eine der Reaktionen löscht. Wenn ein Hund konditioniert war, auf einen Kreis und eine Ellipse Speichelfluß zu bekommen, so kann er trainiert werden, sie zu unterscheiden, wenn einer der Reize, z. B. die Ellipse, wiederholt ohne den UCS (Futter) dargeboten wird, bis der Hund nicht mehr auf den Reiz der Ellipse Speichel absondert.

f) Konditionieren höherer Ordnung. Eine eingefahrene CR kann auf einen neuen CS konditioniert werden, wenn dieser mit dem ursprünglichen CS (ohne den UCS) gekoppelt wird. Ein Hund, der konditioniert wurde, auf einen Brummton Speichel abzusondern, kann dann z. B. auf eine Verbindung von schwarzem

Dreieck und Brummton so konditioniert werden, daß er beim Anblick des schwarzen Dreiecks Speichelfluß bekommt. Mit anderen Worten: der ursprüngliche CS, der Brummton, wirkt jetzt als UCS. Das Dreieck wird ein CS zweiter Ordnung.

Viele Beobachtungen, die zum Teil anekdotisch anmuten, haben gezeigt, daß beim Menschen Asthma und Heuschnupfen durch den Mechanismus des bedingten Reflexes ausgelöst werden können. Das oft dramatische Ereignis des ersten Auftretens eines allergischen Krankheitsbildes, wobei die ursächlichen Beziehungen zu einem bestimmten Allergen und einer bestimmten Umweltsituation dem Patienten nicht selten eindrucksvoll vor Augen stehen, ist für das Einschleifen bedingt reflektorischer Mechanismen außerordentlich günstig. Zur Auslösung des Anfalles auf dem Wege über bedingte Reaktionen ist später die Anwesenheit des Allergens nicht mehr Voraussetzung, schon eine Teilsituation kann das reflektorische Geschehen auslösen.

Die in der Literatur angeführten Fallbeispiele sind zahlreich. Einige exemplarische Asthma- und Heuschnupfenfälle werden ausführlicher beschrieben.

Bei Untersuchungen zeigte sich, daß Asthmaanfälle asthmatischer Patienten nicht nur durch Allergene, sondern auch durch zuvor neutrale Reize hervorgerufen werden können. Man untersuchte Asthmapatienten, bei denen eine Überempfindlichkeit gegen Pollen, Hausstaub und andere Allergene bestand, indem man ein Aerosol inhalieren ließ, in dem das betreffende Allergen in verschiedenen Verdünnungsgraden aufgelöst war. Damit konnte bei einem Teil der Patienten regelmäßig ein Asthmaanfall provoziert werden. Überraschenderweise stellte man aber fest, daß zwei der Patienten bei der Wiederholung der Inhalation mit einem allergenfreien Aerosol auf die gleiche Weise reagierten. Bei ihnen ließ sich die Reaktion schließlich bereits bei der Einatmung von Sauerstoff und sogar durch die Einführung des sterilisierten Glasmundstücks des Inhalators hervorrufen, das nicht einmal mehr mit dem Inhalationsapparat verbunden war. Durch einen Prozeß der »klassischen Konditionierung« war das zuvor neutrale Mundstück mit dem Allergen assoziiert worden und rief jetzt die gleiche Reaktion hervor. Andere Patienten hatten gelernt, auf ganz spezifische Reize mit heftigen Atemstörungen zu reagieren, ohne daß im nachhinein die Bedingungen der Konditionierung völlig aufgeklärt werden konnten. So wird berichtet, daß Patienten angaben, die Verkrampfung in der Brust würde bereits bei dem Anblick von Staub auftreten, z. B. wenn die Sonne in den Raum scheine und die Staubpartikel in der Luft sichtbar werden oder wenn in einem Film eine rauchende Lokomotive gezeigt würde. Ein Juwelier bekam Atemnot, wenn er seine Juwelenkollektion aus dem Schrank holte. Ein Patient, der gegen Aspirin allergisch war, reagierte beim Anblick eines anderen Patienten, der eine Tablette schluckte. Zwei Patientinnen gaben an, ihre Asthmaanfälle würden beim Anblick eines Goldfisches in einem Wasserglas auftreten. Dieser Reiz war bereits so weit generalisiert, daß die gleiche Asthmareaktion auch durch einen Spielzeugfisch in einem leeren Glas hervorgerufen werden konnte.

Könnte bei diesen Beispielen jemand ernstlich behaupten, das Problem sei dadurch gelöst, daß man für andere nicht wahrnehmbare Allergenspuren im Raum oder etwa an den Kleidern des Versuchsleiters annimmt? Bei einem Patienten stellte sich der Anfall nur am Sonntag ein, bei einem anderen nur am Alexanderplatz. Ein Patient bekam seine Asthmaanfälle immer um 18 Uhr. Die Krankengeschichte ergab, daß der erste Anfall unmittelbar nach einem »Anpfiff« aufgetreten war, den der Offizier vor versammelter Mannschaft von seinem Regimentskommandeur erhalten hatte. Dies war zu derselben Zeit geschehen, zu der in der Folgezeit die Anfälle auftraten.

Ein Patient, ein junger Ehemann, bekam seine nächtlichen Asthmaanfälle ausschließlich im Schlafzimmer seiner eigenen Wohnung; nicht auf Reisen, nicht im Gasthaus, nicht in klinischer Beobachtung. In den ehelichen Beziehungen war kein psychisch belastendes Moment zu ergründen. Allerdings bestanden heftige Konflikte zwischen dem Patienten und seiner Schwiegermutter. Da alle Befragungen zwecks Aufdeckung eines besonderen Allergens im Schlafzimmer des Patienten ergebnislos blieben, wurde beschlossen, das Schlafzimmer zu besichtigen. Dort befand sich gegenüber dem Bett des jungen Ehemannes ein lebensgroßes Gemälde, das eine imposante Frau darstellte – seine Schwiegermutter. Er ließ unter Überwindung einiger Proteste dieses Bild entfernen, woraufhin die Asthmaanfälle wegblieben. Das Ölbild der Schwiegermutter stellte im Sinne des Mechanismus des bedingten Reflexes das »Signal« dar, das als letzter Eindruck vor dem Einschlafen vermutlich mehr oder weniger unbewußt den Konflikt mit der Schwiegermutter in die Assoziationen des Schlafenden übertrug und den eingefahrenen Reflex des Anfalles auslöste. Der Heilerfolg war höchst befriedigend ...

Dieser Fall wurde ausführlich diskutiert, und es wurde die Meinung vertreten, das bewußte Ölbild hätte sicher einen besonderen Firnis gehabt, auf den der Patient allergisch reagierte. Selbst wenn eine Firnisprüfung stattgefunden und ergeben hätte, daß der Patient eine echte, testbare Allergie gegen den Firnis dieses Bildes besaß, so ist damit der subjektive Tatbestand nicht beseitigt, daß zwischen dem Patienten und seiner Schwiegermutter ein Konflikt bestand. Man darf es sich nicht zu einfach machen. Gesetzt den Fall, die Firnisallergie wäre bewiesen, so tauchte die neue Frage auf, ob die Entstehung nicht deshalb begünstigt wurde, weil der Firnis ein ganz bestimmtes, für das Affektleben des Kranken keineswegs indifferentes Bild überzog [22].

Nun einige Fälle aus der älteren Literatur, die sich auf den Heuschnupfen beziehen:

Ein berühmter, immer wieder zitierter Fall ist eine gegen Rosen überempfindliche Patientin, die auf den Anblick einer künstlichen Rose mit heufieberähnlichen Anfällen reagierte. Weniger bekannt ist, daß dieses Erlebnis bei der Kranken so stark »dekonditionierend« wirkte, daß sie danach ohne Beschwerden ihre Nase in einen Rosenstrauß tauchen konnte [31].

Dieses Experiment wurde folgendermaßen wiederholt: Ein Zweig Goldrute aus Papier wurde an einem unauffälligen Platz in der Praxis aufgestellt. Der Patient, der an starkem Goldruten-Heuschnupfen litt, saß 15 Minuten in der Praxis, sprach und atmete normal. Plötzlich erblickte er die Goldrute, sprang aus seinem Sessel und bekam einen schrecklichen Niesanfall; anklagend deutete er auf die Goldrute. Seine Nase lief, seine Augen tränten und wurden rot. Man zeigte dann dem Patienten den künstlichen Goldrutenzweig aus Papier, und innerhalb von fünf Minuten war seine verstopfte Nase wieder frei [36].

Ein weiterer Fall: Eine Mutter wartete im Garten einer Klinik voll Todesangst die von ihr verantwortete Operation ihres einzigen Kindes ab und reagiert seitdem mit typischen Heuschnupfenanfällen auf die damals blühenden Sträucher [60].

Ein Patient, ein 41jähriger Professor der Chemie, der seit seinem sechsten Lebensjahr an Heuschnupfen litt, empfand sofort eine Verschlimmerung aller Symptome, wenn er sein katarrhalisch verändertes Gesicht im Spiegel sah, ja wenn er nur etwas lebhafter an die Krankheit dachte.

Ein Fräulein, 25 Jahre alt, seit sieben Jahren an Heuschnupfen leidend, besuchte während der kritischen Jahreszeit in London eine Gemäldeausstellung, erblickte das Bild eines Erntefeldes und wurde sofort von heftigen Symptomen des Heufiebers befallen; sie mußte die Ausstellung unverzüglich verlassen.

Eine junge Dame, die alljährlich an Heufieber litt, blieb, um ihrem Leiden zu entgehen, in der Stadt. An einem Tage, als sie in der Akademie der Künste gewesen war und dort das gemalte Heufeld von Vicat Cole gesehen hatte, bekam sie einen heftigen Anfall. Die Frage blieb offen, ob Vicat Cole den Zeuxis in Kunsttreue erreicht hatte oder ob das Fräulein auf dem Heimwege an einem Wiesenstück vorbeigekommen war. Man wußte damals allerdings noch nichts von einer klassischen Konditionierung und von bedingten Reaktionen und bedachte auch keine psychischen Einflüsse bei körperlichen Symptomen; so blieb nichts anderes übrig, als nach Pollen zu fahnden, die das Heufieber ausgelöst haben könnten.

Es gibt Patienten, die regelmäßig in der Gartenszene des »Faust« Niesattacken bekommen.

Unter den Fällen mit klar erkennbaren Reflexbahnungen scheinen diejenigen Allergieformen zu überwiegen, bei denen der Zusammenhang zwischen dem unkonditionierten Reiz bzw. dem für den Krankheitsprozeß verantwortlichen Allergen und seinem als konditioniertes Signal wirksamen sichtbaren Aspekt stärker in die Augen springt und vor allem dem Patienten selbst zum Bewußtsein kommt. Der Heuschnupfenkranke könnte also bereits aus der Verbindung des für ihn leicht realisierbaren Zusammenhangs von Gräserpollen und Erkrankung mit der bildlichen Darstellung beispielsweise einer blühenden Wiese den bedingten Reflex bilden.

Der bedingt reflektorische Charakter einer Allergie läßt sich in der Hypnose demonstrieren, wobei sich die Frage ergibt, wie oft der reale Allergenkontakt überhaupt durch eine Antigen-Antikörper-Reaktion zur Krankheitserscheinung führt oder lediglich der bedingte Reiz. Man konnte z. B. bei einer gegen Erdbeeren allergischen Patientin die Nesselfieber-Hauterscheinungen auch durch einen nur suggerierten Erdbeergenuß hervorrufen, wobei Antigen-Antikörper-Mechanismen sicher keine Rolle spielten.

Es muß jedoch betont werden, daß der hypnotische Zustand nicht immer notwendig ist, um die Symptomatik einer bestehenden Allergie zu provozieren. Auch intensive Unterhaltung führt bei suggestiblen Personen zu entsprechenden Krankheitserscheinungen.

Aus verhaltenstheoretischer Sicht werden die zunächst nicht erlernten Asthma- und Heuschnupfenreaktionen in der Folge durch Lernprozesse überlagert. Nach dem Lernmodell können Asthma und Heuschnupfen auf der Basis einer organischen Vorschädigung der Atemwege durch Prozesse der klassischen Konditionierung entstehen, wobei individuelle Unterschiede in der Konditionierbarkeit berücksichtigt werden müssen.

In der Graphik rechts ist die Allergie als klassisch konditionierte Reaktion dargestellt. Man schließt dabei sinnvollerweise operante Lernprozesse mit ein. Die Allergene haben in diesem Modell die Funktion des bedingten Reizes, soziale Konfliktsituationen dagegen sind unkonditionierte Stimuli. Umgekehrt läßt sich dieses Modell genauso plausibel darstellen, was in der Ursachendiskussion inzwischen auch geschieht. In der konkreten Bedingungsanalyse des Einzelfalles läßt sich diese Frage oftmals gar nicht eindeutig klären [17].

Operantes Lernen und sekundärer Krankheitsgewinn

Wie allen chronisch Kranken liegt es auch Asthmatikern und Heuschnupfenpatienten nahe, die Krankheit als »Argument« zu benutzen, um Ziele und Vorteile zu erreichen.

Allergie als klassisch konditionierte Reaktion

UCS →	O →	UR	← C⁺
Soziale Situation, die es dem Patienten verbietet, bestimmten emotionalen Impulsen Ausdruck zu verleihen	Spez. Lernerfahrung; Anlage zur Überreaktivität an Nasen- und Bronchialschleimhaut; Atopie; β-Rezeptorenblockade; Mangel an zirkulierendem Adrenalin	Innere Erregung, frustrane Aktivation, Hemmung der Kampf- und Fluchtkomponente. Damit korrespondierend hemmende Veränderung der Schleimhautfunktion an der Nase und/oder den Bronchien; »Kritische Phase« der Barrierefunktion	Unmittelbarer Krankheitsgewinn z. B. dadurch, daß Krankheit als sozial akzeptiertes Verhalten einen Rückzug ermöglicht; oder Mißmut und Ärger können auf das Symptom geschoben werden; emotionale Zuwendung, Rücksichtnahme
CS → (→ UR)		↓ CR	← C⁺
Allergene		Anaphylaktische (Schock-) Reaktion, im Prinzip ähnlich wie die UR, aber heftiger	

UCS = unkonditionierter (unbedingter) Stimulus; UR = unkonditionierte (unbedingte) Reaktion;
CS = konditionierter (bedingter) Stimulus; CR = konditionierte (bedingte) Reaktion;
O = Organismus (als intervenierende Variable); C^+ = positive Konsequenz mit Verstärkerfunktion (operanter Lernprozeß)

Die Umwelt nimmt solche Tricks oft sehr schnell wahr. Die Kranken verhindern damit oft tatsächliche Rücksichtnahme im Notfall.

Sie begründen ihre Verhaltensweisen häufig mit Heuschnupfen oder Asthma, weil sie die wahren Gründe nicht zugeben wollen oder weil sie ihnen nicht bewußt sind. Die Patienten schützen ihre Krankheit als Grund für ihr Fehlen in der Schule vor, wenn andere Gründe vorliegen. Sie benutzen ihr Leiden oft als zusätzliche Begründungshilfe zur Durchsetzung von Zielen, die sie anders genausogut erreichen könnten; sie möchten durch ihre Krankheit angenehmere Bedingungen, nicht selten auf Kosten anderer, erzwingen. Sie fliehen durch den Hinweis auf ihre Störung vor Unannehmlichkeiten. Wenn sie an einem Tag im Gegensatz zu ihrem Partner keine Lust auf sexuelle Aktivitäten haben, könnten sie ihm dies auch klarmachen, ohne die Krankheit vorzuschieben. Häufig dient die Krankheit dazu, den Lebenspartner an sich zu binden. Die Patienten erzwingen aufgrund ihres Leidens Zuwendung, die sie sonst nicht bekommen würden, wie sie fürchten. Partnerschaftsprobleme sucht man zu lösen, indem man in Beschwerdezeiten immer wieder zärtliche Zuwendung verlangt. Die Krankheit muß aber auch herhalten, um anderen Personen Vorwürfe zu machen.

Durch die Vorteile und Ziele, die der Patient aufgrund seines Heuschnupfens und seines Asthmas erreicht, wird die Krankheit aufrechterhalten und operant verstärkt. Dieser Tatbestand wird auch als sekundärer Krankheitsgewinn bezeichnet.

Der bedingte Reflex aus psychoanalytischer Sicht

Auch für den Psychoanalytiker ist die Bedeutung von Lernvorgängen, wie etwa das Einüben bedingter Reflexe, zur Orientierung in der Umwelt und zur Bewältigung ihrer Anforderungen unbestritten. Aber zu leicht werden seines

Erachtens solche handlichen Schlagworte mißbraucht, um zu verschleiern, daß bestimmte Vorgänge unserem Verständnis bisher noch nicht zugänglich geworden sind. Allergische Prozesse verführen den Untersucher leicht, beobachtete Regelhaftigkeiten als bedingte Reflexe zu bezeichnen. Als einen wirksamen Faktor ersten Ranges für die Krankheitsentstehung haben wir unbewußte Vorstellungen anzusehen. Zwischen den Reiz und die bedingte Reaktion ist nach psychoanalytischer Auffassung beim Menschen die unbewußte Vorstellung eingeschaltet. In diesem Zusammenhang ist den Signalqualitäten von Symbolen die gleiche Rolle zuzuschreiben, die auch für diejenigen der Allergene formuliert wurde, nämlich die Auslösung der Symptome durch ihre Beziehung zu unbewußten Vorstellungen, zu unbewußten zwischenmenschlichen Erlebnissituationen. Wir können bedingte Reaktionen beim Menschen nicht zureichend interpretieren, wenn nur der äußere Reiz bekannt ist, die gleichzeitig wirksame unbewußte innere Vorstellung in ihrer Reizwirkung aber unerkannt und unberücksichtigt bleibt.

Die psychoanalytische Auffassung des bedingten Reflexgeschehens sieht folgendermaßen aus:

Triebstauung – Signalreize – bedingte Reaktionen. Dazwischen eingefügt sind unbewußte Vorstellungen (Phantasien), die dazu führen, daß die Realität im Sinne einer gegebenen Befriedigungsmöglichkeit verändert wird, wenn die Vorstellungen vom Ich akzeptiert werden können, oder aber zu Veränderungen krankhafter Art im eigenen Organismus führen, wenn die regulierenden psychischen Instanzen zu einer Verdrängung der Phantasien genötigt haben.

Die verdrängten unbewußten Phantasien sind einzubeziehen, wenn wir krankhaftes Organgeschehen verstehen wollen, das sich in der Form bedingter Reaktionen darstellt. Gesundheit wird häufig definiert als Summe und Zusammenklang aller lustbetonten unbewußten Vorstellungen, die den Bestand des Organismus gewährleisten und von der Funktion der Organe immer wieder ausgelöst werden. Das Bestehen einer solchen Wechselwirkung nimmt man auch zwischen den unlustvollen unbewußten Vorstellungen und den gestörten Organfunktionen an. Die mannigfachen unlustvollen Organempfindungen im Nasen-Rachen-Raum, z. B. Schnupfen, die ein Kind in jungen Jahren erfährt, können mit seinen Phantasien ein enges Beziehungsgeflecht bilden. So provozieren im Zustand hoher Triebspannung nicht nur die unbewußten Phantasien auf dem Weg über Signalreize Organempfindungen, sondern die letzteren mobilisieren auch umgekehrt die verdrängten Phantasien [2].

Lernen am Modell – Imitation – Identifikation

Beim Lernen am Modell werden komplexe Verhaltensmuster in komplexen Situationen erworben und ausgeführt, wobei als Voraussetzung gilt, daß eine Person als Verhaltensmodell diese Verhaltensweisen zeigt und dabei von einer anderen Person beobachtet wird.

Modell-Lernen wird daher unter dem Begriff des sozialen Lernens gefaßt. Es kann nur angemessen erklärt werden, wenn Annahmen über kognitive Prozesse des Lernenden aufgestellt werden. Solche Annahmen beziehen sich auf Prozesse der Informationsaufnahme, der Informationsspeicherung, der Informationsaktivierung sowie auf Motivationen.

Optimale Bedingungen der Informationsaufnahme werden erzielt, wenn das Modell aufmerksam betrachtet wird und wenn die Person unter der Vielzahl der möglichen Verhaltensweisen des Modells diejenigen auswählt, die für den Lernprozeß relevant sind. Informationsaufnahme bedeutet daher bereits eine aktive Auswahl unter möglichen beobachtbaren Verhaltensmustern. Sie wird begünstigt, wenn das Modell

- für den Beobachter attraktiv ist (z. B. beliebt ist, einen hohen sozialen Status hat, über mögliche Sanktionen verfügen kann usw.) und
- dem Beobachter zugänglich ist (z. B. keinen allzu großen Verhaltensvorsprung zeigt).

Informationsaufnahme ist nicht an die leibliche Anwesenheit gebunden, auch Personen in Filmen oder Romanen wirken als Modelle.
Informationsspeicherung bewirkt, daß beobachtetes Verhalten auch nach längerer Zeit aktiviert werden kann, selbst wenn es nach der Beobachtung nie ausgeführt wurde. Voraussetzung ist, daß die Verhaltensabfolge in symbolischer Form im Gedächtnis repräsentiert ist. Man unterscheidet eine bildliche von einer verbalen Repräsentation. Eine bildliche Repräsentation liegt vor, wenn das Verhalten des Modells in einer bildhaften Vorstellung erinnert werden kann. Verbale Codierungen des Verhaltens sind allerdings häufiger. Hierbei wird der Verhaltensablauf durch Aktivierung eines in Begriffen codierten Verhaltensplanes gesteuert. Die Umsetzung gespeicherter komplexer Verhaltensabläufe in beobachtbares Verhalten durch eine Aktivierung der Information ist nur möglich, wenn es gelingt, einzelne Verhaltensweisen in einen Verhaltensplan zu integrieren. Dabei muß eine Rückmeldung über das ausgeführte Verhalten erfolgen und ein Vergleich des rückgemeldeten Verhaltens mit dem symbolisch repräsentierten Verhalten vorgenommen werden. Die Schwierigkeiten eines solchen Vergleichs liegen darin, daß Rückmeldungen über komplexe Verhaltensweisen, wie z. B. Schwimmen, nur entweder über schlecht definierte innere Reize oder über verbale Berichte von Zuschauern erfolgen. Bei komplexem Verhalten, das verschiedenartige Abläufe umfaßt, kann daher bei der ersten Ausführung nach Beobachtung des Modells nur eine Annäherung an das Modellverhalten erreicht werden. Erst durch wieder-

holte Rückmeldung wird eine Übereinstimmung von Verhalten und kognitiver Repräsentation erzielt. Verhalten wird nur dann beobachtet, gespeichert und reaktiviert, wenn die Person dazu motiviert ist. Motivationen entstehen durch die Erwartung, die Informationsverarbeitung werde zu positiv bewerteten Konsequenzen führen. Für die Motivierung des Beobachters erweist es sich daher als günstig, wenn das Modell für sein Verhalten belohnt wird. Im Modell-Lernen ist ein möglicher Erklärungsansatz für die Besonderheit von Organstörungen zu sehen. Die familiäre Häufung bestimmter Krankheitsbilder läßt sich nicht allein auf vererbte Bedingungen zurückführen, sondern auch auf Prozesse des Modell-Lernens.

Schon Anfang des Jahrhunderts konnte ein Forscher, der seine Versuchspersonen willkürlich den Atemrhythmus des Asthmatikers nachahmen ließ, beobachten, daß sich einige so in das asthmatische Atmen hineinübten, daß sie ihre dabei entstandene Neigung zu Anfällen später nur mühsam wieder beseitigen konnten.

Allerdings ist die ganz unspezifische »Gewohnheitsreaktion« scharf abzugrenzen von der bedingt reflektorischen spezifischen Auslösung. Asthma als Ergebnis einer Imitation ist häufig beobachtet worden. Man findet Asthma bei einer Vielzahl von Fällen als »falsche Gewöhnung«. Außerdem weiß man, daß in vielen Fällen bei Kindern asthmatischer Eltern von Vererbung gesprochen wird, obwohl es sich lediglich um eine »Nachahmungsneurose« handelt. Es wird von ganzen Familien berichtet, in denen Asthma regelmäßig »ererbt« wurde, einzig und allein aufgrund von Nachahmung. Wie man weiß, spielt bei Kindern die Neigung zu Imitation und Identifikation mit der Mutter eine besonders große Rolle.

Es ist oft gesagt worden, daß wir uns im sozialen Leben durch Übernahme von Ausdrucksbewegungen des anderen fortwährend mit ihm identifizieren, ja daß eine solche Übernahme von Ausdrucksbewegungen der erste Akt jeder Einfühlung sei. Dabei scheint die Übernahme von Atemrhythmus und -art keine geringe Rolle zu spielen. Wenn wir die Atemtätigkeit eines anderen übernehmen, ist allerdings damit noch nicht gesagt, daß wir ihn dabei im Unbewußten gleichsam einatmen. Führen wir uns jedoch krankhafte Modalitäten vor Augen, so wird es bis zu einem gewissen Grade wahrscheinlich. Wenn wir uns mit jemandem identifizieren, so zeigt sich das darin, daß wir ihn nachahmen. Vielleicht geschieht das zu einem großen Teil dadurch, daß wir ihm nachatmen.

Auch auf den Heuschnupfen bezogen ist es durchaus denkbar, daß Kinder im Laufe ihrer Entwicklung lernen, auf Belastungen mit ebendiesem in der Familie vorhandenen krankhaften Reaktionsmuster zu antworten und es beizubehalten.

Streß und Heuschnupfen

Einen weiteren wichtigen Ansatz in der Psychosomatik stellt die klinische und experimentelle Erforschung objektiv definierter psychophysiologischer Reaktionen auf Streß dar. Dabei hat sich gezeigt, daß es stark von persönlichen Faktoren abhängt, was jemand als Streß empfindet und was nicht. Die Bedeutung eines Stresses bestimmt sich nach der angeborenen Anlage, frühen Erfahrungen, späteren Lernprozessen, sozialen Faktoren und der momentanen Lebenssituation. Bezieht man die Biographie mit in die Krankheitsgeschichte ein, so finden sich häufig Veränderungen im Lebenslauf vor dem Auftreten einer Krankheit, die als »Einschnitt« und »Belastung« erlebt werden und die vom Betroffenen eine Anpassungsleistung erfordern.

Die Psychosomatik hat die Rolle der Umweltfaktoren bei der Erhaltung der Gesundheit und der Krankheitsentwicklung, soweit sie über den familiären Bereich hinausging, lange Zeit fast ignoriert. Wiederentdeckt wurde die

Bedeutung belastender Lebenssituationen in dem Maße, wie sich die Überzeugung einer mehrdimensionalen Krankheitsentwicklung auch bei körperlichen Erkrankungen langsam durchsetzte.

Was ist Streß?

Der Streßbegriff, der sowohl im wissenschaftlichen wie im umgangssprachlichen Gebrauch zum Schlagwort wurde, ist vieldeutig. Streß ist eine allumfassende menschliche und alle Organismen betreffende Erscheinung, mit der erhebliche Einflüsse auf Verhalten, Gefühl und körperliche Reaktionen verbunden sind. Die Vielfalt biologischer, psychologischer und sozialer Faktoren für Krankheitsentstehung und -verlauf bedingt etwa, daß sich unter das Streßkonzept in der Psychologie Teilbereiche der Forschung über Konflikte, Frustration, Angst, Abwehr, Gefühl einordnen lassen. Schon Selye, der Erfinder des Streßkonzeptes, benützt den Begriff in unterschiedlicher Bedeutung. Einmal umschreibt er Streß als belastende Umweltfaktoren verschiedenster Art, dann als das Scheitern von Anpassungsmechanismen, deren Aufgabe es ist, das körperlich-seelische Gleichgewicht aufrechtzuerhalten, schließlich zeigt sich Streß als das Ergebnis eines gestörten Gleichgewichts, als physiologische Fehlfunktion oder Krankheit. Mit seinen bekannten Untersuchungen konnte Selye zeigen, daß sowohl auf physikalische Reize wie Elektroschock oder das Eintauchen der Hände in Eiswasser wie auch auf psychische Bedrohungen, die Furcht oder Scheitern einschließen, gleichermaßen körperliche Reaktionen wie Blutdruckerhöhung oder Steigerung der Pulsrate zu beobachten sind. Viele Psychologen und Physiologen betrachten in diesem Sinne Streß als Reiz-Reaktions-Modell und bezeichnen Streß als äußeren Einwirkungsfaktor oder Reiz und die Störung des Gleichgewichts als das Ergebnis.

Die mehrschichtige wechselseitige Umwelt-Organismus-Beziehung wird innerhalb der Streßforschung nach soziologischen, psychologischen und physiologischen Gesichtspunkten unterschieden. Die Analyse der Wechselwirkung erfolgt dabei sowohl unter dem Aspekt der Reaktionen, der Situationen als auch der Beziehung zwischen Umwelt und Organismus.

Entsprechend den unterschiedlichen wissenschaftlichen Ansätzen können Änderungen der gefühlsmäßigen (affektiven), geistigen (kognitiven) und körperlichen (physiologischen) Funktionen sowie Verhaltensänderungen als Reaktion beschrieben werden. Die Bedeutung physiologischer Kennzeichen im Rahmen der Streßforschung geht nicht zuletzt auf Selye zurück, der im Zusammenhang mit seinem »allgemeinen Adaptationssyndrom« körperliche Reaktionen als Antwort auf jede Art von Belastung entdeckte. Neben dem Modell der allgemeinen Aktivierung des Organismus traten in der psychophysiologischen Forschung der letzten Jahre besonders die individuell unterschiedlichen Reaktionsmuster in den Vordergrund, die eher die Regel als die Ausnahme zu sein scheinen.

In den ersten Jahren der Streßforschung, in denen auch die Psychosomatik einen besonderen Auftrieb erhielt, standen vor allem sogenannte »Streßsituationen« im Mittelpunkt des Interesses: Situationen, die allgemein als belastend beschrieben wurden.

Streß kann sich in den verschiedensten Situationen zeigen; physiologische Reaktionen begleiten nahezu jede Handlung unseres Lebens. Die Grenzen zwischen zuviel und zuwenig Belastung sind individuell verschieden. Entsprechend betont auch Selye, daß über den früheren Gebrauch des Streßbegriffes hinaus, der auch von Laien übernommen wurde und lediglich anzeigt, daß eine Reihe von Ereignissen als lästig, überfordernd und schädlich betrachtet wird, die »Notwendigkeit von Streß« für jede physische und psychische Aktivität besteht.

Ausgehend von der Alltagserfahrung, daß manche Menschen sich unter Bedingungen überlastet fühlen, die für andere einen erträglichen Charakter haben, rückt die Beziehung zwischen Individuum und Situation als klinisch besonders bedeutsam in den Mittelpunkt gegenwärtiger Streßforschung. Man hat dabei zu berücksichtigen, daß je nach individueller Verarbeitung praktisch jede Situation Streß auslösen kann. In der Auseinandersetzung mit belastenden Situationen werden dem Menschen Anpassungsfähigkeiten abverlangt, deren Scheitern den Streß bedingt. In diesem Sinne werden von vielen Autoren die Bewältigungsmechanismen und deren Versagen als Bedingungsfaktoren für Streß bezeichnet. Der Streßcharakter einer Situation bestimmt sich abhängig von der persönlichen Interpretation und äußert sich in der Erfahrung einer Bedrohung. Die Interpretation einer Situation als bedrohlich erfolgt als Ergebnis vielschichtiger komplexer Auseinandersetzungen unter Beteiligung kognitiver Prozesse wie Beurteilung und Einschätzung. Persönlichkeitsstruktur und das Repertoire an Abwehr- und Bewältigungsmechanismen sind am Einschätzungsprozeß beteiligt. Als Persönlichkeitsmerkmale wurden die Begriffe »Ich-Stärke«, »Streßtoleranz« und »Frustrationstoleranz« eingeführt. In diesen Begriffen sind das Engagement der Einzelperson, ihre Problemlösungsprogramme und die konflikthafte Verarbeitung von Situationen enthalten, die ihr entsprechen. Daneben sind die Vermittlungsfaktoren, besonders die persönlichen Anpassungs- und Bewältigungsmechanismen, untersucht worden. Wenn eine Situation als bedrohlich eingeschätzt wird, werden Prozesse aktiviert, um die reale oder angenommene Schädigung zu vermindern oder auszuschalten. Diese Prozesse werden Bewältigungsmechanismen genannt.

Vor allem durch den Einfluß von Selye stand die Reaktionsweise der Nebennierenrindenhormone auf Streßsituationen zeitweise im Mittelpunkt. Das Problem der besonderen Reaktionsweise von Adrenalin und Noradrenalin bei bestimmten Gefühls- und Affektzuständen stellte über viele Jahre ein Zentralproblem der Streßforschung dar. In den letzten Jahren wandte sich das Interesse der Forschung vor allem der Frage zu, ob anstelle bestimmter Gefühlszustände bestimmte Situationen für die unterschiedliche Adrenalinausscheidung verantwortlich sein könnten. Infektions-, Autoimmunkrankheiten und allergische Erkrankungen, Krankheiten also, die in enger Verbindung mit dem Immunsystem stehen, werden, wie klinische Untersuchungen nachgewiesen haben, durch psychosozialen Streß beeinflußt [20, 63, 64].

Streß und Histamin

Reagiert ein Antigen mit den auf den Oberflächen der Mastzellen befindlichen Antikörpern, so tritt eine Ausstoßung der Granula aus den Zellen ein. Es kommt zu einer raschen Histaminfreisetzung. Die Wirkungen des Histamins sind hauptsächlich für die klinischen Symptome bei Allergien vom Soforttyp, wie z. B. beim Heuschnupfen, verantwortlich.

Läßt sich die Histaminfreisetzung auch durch Streßsituationen erklären?

Schon 1936 konnte Selye zeigen, daß es nach Streß bei Ratten zur Vergrößerung der Nebenniere und zu zahlreichen Schädigungen in der Magenschleimhaut kommt. Untersuchte man den Histamingehalt in verschiedenen Organen, fanden sich Schwankungen des Gewebehistamins innerhalb einer Zeitspanne von zwölf Stunden.

Wurden nun Tiere an den Streß angepaßt, indem sie über einen Zeitraum von 14 Tagen einem Minimalstreß ausgesetzt wurden, so fand sich in verschiedenen Organen ein reduzierter Histamingehalt. Werden Tiere mit maximalem Streß belastet, so kommt es bei nicht angepaßten Tieren zu schweren Organveränderungen, oder die Tiere sterben sogar. So fanden sich z. B. bei angepaßten Tieren keine Schädigungen der Magenschleimhaut. Das Plasmahistamin war nur in akuten Streßsituationen erhöht. Weiterhin konnte festgestellt werden, daß durch Anpassung an minimalen Streß die Tiere gegen andere Streßsituationen gefeit waren.

Beim Menschen führen akute Streßsituationen ebenfalls zum Anstieg des Plasmahistamins, wie etwa in der Magenschleimhaut. Inwieweit beim Menschen eine Anpassung an bestimmte Stressoren möglich ist, bedarf der weiteren Erforschung [49].

Wenn man dies alles zusammen nimmt, so ist es durchaus plausibel, daß die klinischen Symptome beim Heuschnupfen durch Streßsituationen hervorgerufen werden können. Es ist auch sehr wahrscheinlich, daß die Pollenwirkung in Verbindung mit Streß verstärkt wird; oder: Streßsituationen können dazu beitragen, daß der physiologische Schwellenwert durch vermehrte Histaminfreisetzung überschritten wird und Symptome produziert werden, die ohne Streß unterschwellig geblieben wären. Die weiteren Ausführungen sollen hierfür Belege liefern.

Die Bedeutung von Pollen und Lebenssituationen bei der Überfunktion der Nase und dem Anstieg der weißen Blutkörperchen (Eosinophilie)

Wenn der Mensch seinen auf Abwehr akuter Bedrohung eingerichteten Verteidigungsapparat beständig gegen Spannungssituationen aufbieten muß, wenn also aus der Ausnahmesituation ein Dauerzustand wird, so reagieren die beteiligten Körpersysteme früher oder später mit krankhaften Erscheinungen, und die ursprünglich biologisch sinnvolle Abwehr wird zum Element weiterer Zerstörung. Das Bild der Verteidigungsreaktion im Bereich des Atmungssystems, das unter Einschluß der oberen Luftwege als Einheit aufgefaßt wird, stellt sich dar als das

Bestreben, eindringende Schädigungen durch Abschluß gegen die Außenwelt (Schleimhautschwellungen, Engerstellung der Atemwege) fernzuhalten und sie durch Nasenfluß aufzulösen und fortzuspülen. Damit ergibt sich eine Unterbrechung der Kommunikation mit der Umwelt, eine Tendenz zur Isolierung. Um diese Interpretation experimentell zu belegen, führten Wissenschaftler an Patienten mit allergischen Symptomen der Atmungsorgane Expositionsversuche durch, wobei das Verhalten der Schleimhaut beobachtet wurde. Dabei zeigte sich, daß die Patienten auf alle Einflüsse mit demselben Reaktionsschema antworteten, ob diese nun realer Natur (bestimmte Inhalationsallergene, Schmerzauslösung) oder von symbolischer Bedeutung (konflikthafte Lebenssituationen im Interview) waren.

Einige Experimente, die sich auf den Heuschnupfen beziehen, werden in diesem Kapitel beschrieben.

Da die Erhöhung der Anzahl bestimmter weißer Blutkörperchen (Eosinophilie) allgemein als Hinweis auf eine Allergie gewertet, auch als ein Teil der körperlichen Reaktion auf Streß beobachtet wurde, war es besonders interessant, diese Erhöhung der Anzahl der Eosinophilen mit der zu vergleichen, die durch Pollen hervorgerufen wird. Dazu wurden zwei Gruppen von Patienten mit streng saisonalem Heuschnupfen und mit nichtsaisonalem vasomotorischem Schnupfen ausgewählt und untersucht. Zusätzlich wurden sie in einem speziellen Pollenraum einer genau gemessenen Pollenmenge, die in der Luft zirkulierte, ausgesetzt; die Patienten wußten nichts von den Pollen. Diese Experimente wurden sowohl während als auch außerhalb der Heufiebersaison durchgeführt.

Von besonderer Bedeutung war dabei ein Experiment mit einer 21jährigen Frau, die streng saisonalen Heuschnupfen hatte. Ein Stahlband wurde ihrem Kopf so angelegt, daß es Kopfschmerzen verursachte: Das war ein Experiment, dem sie sich zwar fügte, über das sie sich jedoch heftig ärgerte. In ihrem Nasensekret war wieder eine größere Anzahl eosinophiler Zellen festzustellen, in gleichem Maße wie zu der Zeit, als mit ihr in der Pollensaison über persönliche Konflikte diskutiert wurde.

Allgemeine Ergebnisse der Experimente:

Jene Patienten, die keinen streng saisonalen Heuschnupfen hatten, reagierten nicht auf die Inhalation von Pollen, es sei denn, ihre Nasenschleimhäute waren schon aus irgendwelchen anderen Gründen gereizt.

Es war möglich, ohne vorangegangene Überfunktion der Nase, bei gleichzeitiger Polleninhalation und Diskussion konflikthafter Lebenssituationen Heuschnupfenanfälle hervorzurufen. Ein Patient hatte keine Allergie und hatte nie Schnupfen außer bei gelegentlichen Erkältungen. In solchen Zeiten jedoch war es möglich, durch zusätzliche »Angriffe« entweder lokal auf die Schleimhäute oder allgemein auf die Persönlichkeit und den Stolz des Patienten die Symptome zu intensivieren und eine Eosinophilie zu provozieren.

Man hat nachgewiesen, daß die Wahrscheinlichkeit des Ausbruchs einer Schnupfenattacke nach Inhalation von Standardmengen von Pollen oft davon abhängt, ob es vorher eine Überfunktion der Nase als Antwort auf Streßsituationen gab. Dieser Zusammenhang wird in den folgenden Erläuterungen näher erklärt [18, 19].

Der Zusammenhang zwischen konflikthaften Lebenssituationen und der Überfunktion der Nase bei der Entstehung des Heuschnupfens

In einer Reihe von experimentellen Untersuchungen in den USA zeigte sich, daß psychische Beeinträchtigungen Heuschnupfen produzieren können.

Das folgende Experiment wurde in der Heuschnupfensaison in einer Klinik (nicht im Pollenraum) durchgeführt. Während der Kontrollperiode war die Versuchsperson symptomfrei. Es wurde ein Interview mit ihr begonnen, das folgenden wichtigen Hintergrund hatte:

Die Versuchsperson war eine 21jährige alleinstehende Labortechnikerin, die seit zwölf Jahren Heuschnupfen hatte und beim Haut- und Augentest eine starke Sensibilität zeigte. Sie war fünfmal in der Woche ein Jahr lang beobachtet worden und nahm persönliches Interesse an der Untersuchung. Aus Untersuchungsgründen war sie vom Versuchsleiter angeregt worden, ihre Heuschnupfen-Immunisierungstherapie voranzutreiben. Obwohl sie ihrer Entscheidung nicht ganz sicher war, suchte sie es dem Versuchsleiter möglichst recht zu machen. Als die Symptome zu Beginn der Pollensaison deutlich zutage traten und ihr Unbehagen stark anstieg, wurden ihre Befürchtungen bestätigt. In der Zeit vor dem Experiment litt sie, ohne zu klagen, sie war gefaßt und »lächelte unter Tränen«. Zur Zeit des Experiments jedoch war ihr Zustand unerträglich, und sie entschloß sich, eine Woche lang nicht zur Arbeit zu gehen. Während des Interviews äußerte sie zum ersten Mal ihren Ärger und ihre Frustration darüber, daß sie in solch unangenehme Umstände geraten war. Sie drückte ebenfalls ihren Unmut über den Untersucher aus, von dem sie mehr Zuwendung und mehr Medikamente während ihrer Schwierigkeiten erwartet hatte. Zusätzlich äußerte sie Bedenken, daß sie von der Arbeit wegblieb. Während der Diskussion war sie angespannt, unruhig, ängstlich und entwickelte typischen Heuschnupfen: Nasenverstopfung, wäßrigen Fluß, Niesanfälle, Nasen- und Augenjucken und brennenden Schmerz in der Nase; gleichzeitig waren ihre Schleimhäute angeschwollen. Nach Beendigung des Interviews, als sie ihre Fassung zurückgewonnen hatte und von dem Versuchsleiter beruhigt worden war, gingen sowohl die Überfunktion der Nase als auch die Symptome zurück.

Ähnliche Interviews über Konfliktthemen mit dieser und anderen allergischen Patienten (u. a. einem Arzt) wurden auch außerhalb der Heuschnupfensaison und ohne Polleneinwirkung geführt. Die emotional provozierte Überreaktion der Nase war oft ausreichend, um Heuschnupfensymptome zu produzieren.

Die Versuchsperson des folgenden Experiments war eine 57jährige Hausfrau. Sie litt seit fünf Jahren an Heufieber. Die Patientin klagte über Krankheiten seit ihrer Heirat mit 18 Jahren. Damals, in armen Verhältnissen, hatte ihr hartherziger und fordernder Ehemann so Besitz von ihr genommen, daß sie innerhalb von sechs Jahren vier Kinder bekam, von denen eins starb; außerdem hatte sie in dieser Zeit eine illegale Abtreibung und eine Beckenoperation. Obwohl es ihr an Zuneigung und Unterstützung durch den Ehemann fehlte, suchte sie das Beste aus allem zu machen und ihre drei Töchter in dieser beschwerlichen Situation so gut es ging großzuziehen. Als ihre Töchter die Schule absolviert hatten, Lehrerinnen wurden und das Elternhaus verließen, blieb sie mit ihrem zuckerkranken Mann zurück, der immer fordernder und unliebsamer wurde. Es war eine für sie deprimierende Situation. Zu dieser Zeit hatte sie zum ersten Mal Heuschnupfen, und therapeutische Maßnahmen in der darauffolgenden Pollensaison zeigten wenig Wirkung. Während der fünfmonatigen Beobachtung konnte sie in der Klinik die Gefühle, die sie für ihren Mann hegte, und ihr schweres Los erörtern. Bei den wöchentlichen Interviews zeigte sich ihre starke Bindung an die Klinik, und kurz danach verschwand ihre Depression. Sie überstand die folgende Pollensaison mit nur minimalen Heuschnupfenbeschwerden. Im Laufe ihrer Klinikbesuche wurden die folgenden Experimente gemacht:

Experiment 1: Die Patientin kam im August ruhig, entspannt und symptomfrei in die Klinik; ihre Nasenschleimhaut war normal. Sie wurde dann im Pollenraum Getreidepollen ausgesetzt. Überfunktion der Nase und leichter Fluß wurden erst 30 Minuten danach registriert. Diese

Symptome verschwanden wieder innerhalb von acht Minuten, und außer leichten Beschwerden bei der Nasenatmung fühlte sich die Patientin wohl. Zu diesem Zeitpunkt nun begann ein Interview, das die Patientin auf die unbefriedigende Beziehung ihres Mannes zu seiner zweiten Tochter lenkte. Es war die Lieblingstochter ihres Mannes. Diese hatte nach ihrem Lehrerinnenexamen eine Stelle in einer Stadt erhalten und dort ohne Billigung ihres Vaters geheiratet. Obwohl der Vater schließlich die Eheschließung akzeptiert hatte, war er völlig gegen die zwei Jahre darauf folgende Scheidung. Ebenso unannehmbar war es für ihn, daß seine Tochter ihren Lehrerberuf aufgab. In dieser Situation verstieß der Vater seine Tochter trotz der starken Bemühungen der Patientin, den Frieden im Hause aufrechtzuerhalten. Als sie diese belastende Situation schilderte, wurde die Patientin unruhig und erregt. Sie weinte, während sie ihren Ärger, ihre Enttäuschung und ihre Demütigung durch den Ehemann ausdrückte.

Die Untersuchung der Nase in dieser Interviewphase zeigte eine deutliche Reaktion, der ein dramatischer Ausbruch der Heuschnupfensymptome folgte. Nachdem die Probleme therapeutisch verständnisvoll besprochen worden waren, fühlte sich die Patientin wieder besser, obwohl sie noch im Pollenraum saß. Parallel dazu ging die Überreaktion zurück, und die Symptome verschwanden.

Experiment 2: Die Patientin fühlte sich zu Beginn des vorsaisonalen Experiments wieder ruhig, entspannt und symptomfrei. Sie wurde nun im Pollenraum der im Vergleich zum ersten Experiment vierfachen Pollenmenge ausgesetzt. Eine Änderung der Schwellung oder Nasenfluß wurden nicht beobachtet. Außer zwei flüchtigen brennenden Empfindungen in der Nase blieb sie ohne Beschwerden. Zu diesem Zeitpunkt begann die Patientin von sich aus eine Diskussion über die Schwierigkeiten während ihrer ersten Ehezeit. Sie hatte sich in jeder Hinsicht nicht auf die

Ehe vorbereitet gefühlt. Sie sagte: »Die Babys kamen zu schnell, das erste war zu schwer zu erziehen, aber das zweite war leicht; es schrie nie und aß gut, und dann starb es; ich fühlte immer, es war wegen der Abtreibung. Wir hatten nicht genug Geld, und meine Gesundheit war so schlecht ...«

Als die Patientin diese Gefühle äußerte, wurde sie unruhig und erregt. Die ziemlich plötzliche Überreaktion der Nase wurde begleitet von Heuschnupfen. Die Symptome verschwanden wieder, trotz Pollen, als die Diskussion beendet wurde.

Schon frühere Untersuchungen haben ergeben, daß es bei pollensensibilisierten Allergikern nicht gelingt, außerhalb der Saison Heuschnupfen auszulösen. Bei diesem und anderen Patienten jedoch provozierte ein konflikthaftes Streßinterview in Verbindung mit Pollen eine Überreaktion der Nase und typische Heuschnupfensymptome [18, 19].

Es ist also nicht befriedigend, Pollen als einzigen ursächlichen Faktor für den Heuschnupfen anzunehmen. Die Entstehung des Heuschnupfens beruht eher auf einem »Summationseffekt«. Die Reaktion der Nasenschleimhaut scheint daher bestimmt zu werden durch

- die Stärke und Dauer der Polleneinwirkung auf sensibilisierte Patienten während der Pollensaison und durch die so hervorgerufene Stärke und Dauer der Überfunktion der Nase,
- die Stärke und Dauer anderer schädlicher Umwelt- und Streßfaktoren.

Staub, chemische Dämpfe, Änderungen der Temperatur und der Luftfeuchtigkeit, Erkältungen, Schmerz, helles Licht und konflikthafte Lebenssituationen können bei der Verschlimmerung des Heuschnupfens eine Rolle spielen, indem alle diese Faktoren den physiologischen Schwellenwert der sensibilisierten Nasenschleimhaut herabsetzen.

Ist dann der Heuschnupfen einmal manifest geworden, wird der Teufelskreis geschlossen, denn Ärger, Frustration und Verzweiflung tragen dazu bei, die Überreaktion der Nase und die anderen Symptome aufrechtzuerhalten. Solch ein Verständnis der Heuschnupfensymptome scheint auch andere akute und chronische Störungen der Nase besser zu erklären.

Auch schon an anderer Stelle wurde berichtet, daß Überreaktionen der Nase im Zusammenhang mit konflikthaften Lebenssituationen zu krankhaften Gewebeveränderungen führen können.

Wissenschaftler diskutierten den Fall eines 14jährigen Jungen, der nach einer Fahrradtour plötzlich 33 Tage lang in fast konstanten Intervallen von 10–20 Sekunden ununterbrochen niesen mußte. Der Bub litt seit seinem fünften Lebensjahr an Heuschnupfen. Er hatte deswegen oft die Schule versäumt. Seine schulischen Leistungen waren nicht gut.

Behandlung: Der Patient wurde in Hypnose versetzt. Während der jeweiligen Behandlung hörte das Niesen auf; eine posthypnotische Suggestion befreite ihn auch nur für höchstens fünf Minuten von seinem Niesen.

Therapeutische Gespräche ergaben eine ausgeprägte Angst vor der Schule, insbesondere vor einem neuen Internatsleiter, den der Junge sehr fürchtete. Er wurde zur Erholung einige Tage aufs Land geschickt, doch ohne Erfolg. Die Behandlung, die er gegen seine Allergie erhielt, verminderte zwar seine allergische Sensibilität, beeinflußte aber nicht die Niesattacken. Er durfte auf eigenen Vorschlag mit dem Flugzeug verreisen, und das Niesen hörte auf, solange er in der Luft war, setzte aber bei der Landung wieder ein. Während der weiteren Beobachtung im Internat wurde ein Mikrofon in seinem Zimmer installiert und mit einem Aufnahmegerät im Nebenraum verbunden. So konnte festgestellt werden, daß die Niesanfälle während emotionaler Streßperioden von drei bis zehn in der Minute auf 20–30 stiegen. Fazit: Wenn eine emotionale Erregung zu vermehrten Niesanfällen führte, dann könnte eine Konfliktsituation die chronische Ursache der emotionalen Erregung sein und das fortgesetzte Niesen bedingen, sogar dann, wenn eine Allergie das Niesen erstmals ausgelöst hatte.

Es gab keinen Zweifel daran, daß der Patient sehr ehrgeizig und intelligent war, und man zerbrach sich den Kopf, warum er in der Schule nicht mitkam. Aus seiner Vorgeschichte ergab sich folgendes:

Der Junge wuchs in einer höchst instabilen Atmosphäre auf, von der Mutter überbeschützt und vom Vater wenig beachtet. Er zeigte die typische Reaktion eines Erstgeborenen, dem ein brillanter Bruder folgt. Er stand in dessen Schatten und konnte sich im direkten Wettbewerb mit ihm nicht durchsetzen. So versuchte er aus der schwierigen Wirklichkeit in weniger realistische Gefilde zu flüchten. Er konzentrierte sich nicht in der Schule, machte wunderbare Pläne, hatte Größenphantasien und ausgedehnte, ehrgeizige Tagträume.

Die operante Verstärkung und den Krankheitsgewinn, den sich der Patient vielleicht erwartet haben mag, kann man etwa so zusammenfassen:

- er brauchte nicht mehr den unfairen Konkurrenzkampf in der Schule mitzumachen;
- er wurde die Hauptattraktion in der Schule (Wetten wurden von seinen Klassenkameraden abgeschlossen über die Zeitdauer zwischen den Niesanfällen);
- er erweckte das Mitgefühl und die Zuwendung seiner Eltern.

Die Konsequenz der Behandlung war, daß der Junge die Schule verlassen durfte.

Als der Patient sich davon überzeugt hatte, daß er nicht

mehr zurück zur Schule mußte, ließen die Niesattacken schnell nach und hörten schließlich auf. Das Niesen trat zwar für kurze Perioden nochmals auf, sprach aber dann auf Psychotherapie an.

Das Buch der Rekorde (1980) berichtet von einem 155 Tage währenden ununterbrochenen Niesen der 17jährigen Amerikanerin June Clark. 1984 berichtete das Rekordebuch von einem noch bedauernswerteren Opfer. Ihr erster Anfall dauerte 194 Tage – vom 13. Januar bis 27. Juli 1981. Im ersten Jahr ihres Leidens hat die Patientin schätzungsweise eine Million Mal »Hatschi« gemacht. Die Partikel, die beim Niesen ausgestoßen wurden, erreichten eine Höchstgeschwindigkeit von 167 km/h. Nach 24 Monaten wartete sie immer noch auf ihren ersten »niesfreien« Tag.

In Zeiten des Bedrohtseins treten allergische Erscheinungen bedeutend stärker auf als in Zeiten der Sicherheit.

Bei einem Patienten, einem 35jährigen Kaufmann, ließ sich in einem längeren Gespräch klären, daß schwere Heuschnupfenkrisen eigentlich nur in den Jahren 1945, 1950, 1955 und 1959 aufgetreten waren, während sich in den anderen Jahren die allergischen Erscheinungen in einem kaum beachteten Rahmen gehalten hatten.

Es ist anzunehmen, daß in diesen vier Jahren die saisonale Allergenexposition im Verhältnis zu den anderen Jahren nicht in dem Maße heftiger war, wie allergische Krankheitssymptome des Patienten vermuten ließen. Aus den Schilderungen ist dagegen zu entnehmen, daß sich für ihn in den erwähnten Jahren immer etwas Entscheidendes und Belastendes zugetragen hatte. 1945 verließ er das wohlbehütete Elternhaus und ging ohne die Billigung seiner Eltern auf die Berufsschule. Hier verliebte er sich zum ersten Mal. Obwohl seine Eltern verlangten, er solle zurückkehren, blieb er. Als sein Vater schwer erkrankte, kehrte er nach Hause zurück. Den zweiten schweren Anfall erlitt der 25jährige 1950. Kurz nach der Eheschließung wurde seine Frau schwanger. Ein drittes Mal erkrankte der Patient, als eine geschäftliche Neukonzeption anstand und der Geschäftsführer, der 50 Jahre lang das Geschäft geleitet hatte, plötzlich starb. 1959, zur Zeit seines vierten Anfalls, waren die Geschäftsaussichten schlecht, und die Weiterführung des Betriebes war in Frage gestellt.

Der Patient schildert, er habe die Beobachtung gemacht, daß seine Heuschnupfenanfälligkeit eigentlich nur dann so richtig in Erscheinung trete, wenn er deprimiert sei, an sich und der Zukunft zweifele und seiner selbst zutiefst unsicher sei [65].

Man kann immer wieder beobachten, daß bei ein und demselben Patienten die allergischen Symptome bei gleicher Allergenexposition zu verschiedenen Zeiten in ganz unterschiedlicher Heftigkeit auftreten.

In einem Institut wurden mit einer Fragebogenserie und anderen Tests die Lebensveränderungen und bedrohlichen Streßsituationen von 106 männlichen Studenten untersucht.

16 hatten neurotische Störungen, 14 Asthma, schwere Halsentzündungen hatten 50 und Heufieber 26. Die Kontrollgruppe bestand aus 73 gesunden Studenten.

Die Wissenschaftler nehmen an, daß Lebenssituationen, die charakterisiert sind durch Versagen, ungelöste Rollenkrisen und soziale Isolation, mit Erkrankungen der Atemwege in Verbindung stehen. Zudem erwartet man, daß die Krankheit um so schwerer ist, je bedrohlicher die Lebensveränderungen in den Jahren vor der Behandlung waren. Die Ergebnisse bestätigten diese Annahme. Studenten, die ärztlicher Hilfe bedurften, berichteten bei der Anamnese eher von emotionalem Streß und ungelösten beschwerlichen Lebenssituationen als die gesunden Studenten. Der »Lebensstreß«, so wurde berichtet, begann vor Ausbruch der Krankheit. Folgende Gefühle standen mit den krankmachenden Lebenssituationen im Zusammenhang: das Gefühl des drohenden oder aktuellen Versagens in einem wichtigen Lebensbereich; das Bewußtsein der eigenen Verantwortung für die Rückschläge und das Gefühl, isoliert und ohne Unterstützung zu sein.

Die »neurotische« Gruppe schien am gefährdetsten zu sein. Der Begriff neurotisch bezieht sich hier auf starke Angst, Depressionen oder die Unfähigkeit, eine Ausbildung zufriedenstellend abzuschließen. Hauptsächlich wurden funktionelle Beschwerden und emotionale Unzufriedenheit diagnostiziert, die mit dem akademischen und sozialen Versagen in Verbindung standen.

Die Asthmagruppe war am schwersten krank, jedoch nicht am stärksten gefährdet in der täglichen Lebensbewältigung.

Typisch für diese Gruppe war, daß der Behandlungswunsch erst dann aktuell wurde, als der Anfall nach Jahren erstmals wieder verschlimmert auftrat. Die Forscher machen eher die Lebenssituation für den neuerlichen Ausbruch der Symptome verantwortlich als eine rein allergische Ursache; denn: Warum kam genau zu diesem Zeitpunkt das Asthma wieder zum Vorschein, wo doch alle Patienten allergisch waren und jahrelang keine Beschwerden hatten?

Wie im Fall der Asthmatiker traten auch bei den Heufieberpatienten die Symptome verschlimmert, aber nicht zum ersten Mal auf. Die Heuschnupfenkranken waren am wenigsten beeinträchtigt, weil ihre körperlichen Symptome keine Unterbrechung der Ausbildung verlangten. Diese Patienten wurden in der Mehrzahl parallel zur Hyposensibilisierungsbehandlung psychotherapeutisch betreut.

Man betrachtet diese Krankheiten zum Teil als das Resultat von Versagen und Hilflosigkeit und betont dabei den Einfluß des Nerven- und Drüsensystems. Sowohl allergische wie infektiöse Erkrankungen können durch die Fehlfunktion jener Systeme hervorgerufen werden, die wiederum in Streßsituationen aus dem Gleichgewicht geraten können.

Zur Persönlichkeit des Allergikers und des Heuschnupfenpatienten

Die Vorstellungen über das, was unter »Persönlichkeit« zu verstehen sei, sind vielfältig, und genauso vielfältig sind auch die Methoden, die zur Erforschung der Persönlichkeit entwickelt worden sind.

Die Antworten auf die Frage nach dem Wesen des Menschen stellen sich nicht nur im Verlaufe der Geistesgeschichte, sondern auch in der gegenwärtigen Diskussion als sehr vielfältig dar.

Der amerikanische Psychologe Maslow geht von der Einmaligkeit der Persönlichkeit aus. Er definiert die Selbstverwirklichung, dieses höchste aller menschlichen Bedürfnisse, als den Wunsch nach Selbsterfüllung, das Bedürfnis, mit den eigenen Möglichkeiten und Fähigkeiten zu leben, wie auch immer sie beschaffen sein mögen. Die selbstverwirklichte Persönlichkeit orientiert sich erfolgreich an der Realität und weist reibungslose Beziehungen zu ihr auf; sie akzeptiert sich selbst und ihre Eigenheiten ohne besondere Schuld- und Angstgefühle; sie akzeptiert ebenso bereitwillig auch andere. Der selbstverwirklichte Mensch zeigt Spontaneität im Denken und Handeln; er fühlt sich nicht völlig an gesellschaftliche Konventionen gebunden, obwohl er selten extrem unkonventionell ist; er ist eher problem- als ichzentriert; oft widmet er sich umfassenden sozialen Problemen im Sinne einer Lebensaufgabe. Typisch für ihn ist sein Bedürfnis nach einer Privatsphäre; damit hängt seine Fähigkeit zusammen, in schwierigen Situationen gelassen zu bleiben, über den Dingen zu stehen und seine Würde zu bewahren. Maslow betont die Unabhängigkeit der selbstverwirklichten Person: Sie ist zu einer Beurteilung und Wertung grundlegender Lebenserfahrungen fähig; ihre subjektiven Erfahrungen sind daher sehr vielfältig; sie ist zu tiefen und harmonischen zwischenmenschlichen Beziehungen imstande; sie ist sehr kreativ. Sie zeigt eine demokratische Gesinnung und Gemeinschaftsgefühl.

Diese Auswahl von Merkmalen des selbstverwirklichten Menschen können als Wertmaßstäbe gelten, an denen sich die Gesundheit des Individuums messen läßt. Maslow meint, der Grad der Befriedigung der Grundbedürfnisse stehe in positivem Zusammenhang mit dem Grad der Gesundheit. Unter gleichen Bedingungen wird ein Mensch, der sich sicher, akzeptiert und geliebt fühlt, gesünder sein als ein Mensch, der sich sicher und akzeptiert, aber nicht geliebt fühlt. Und wenn er dazu noch respektiert und bewundert wird und deshalb Selbstvertrauen erlangt, dann geht es ihm noch besser, dann verwirklicht er sich selbst noch stärker und kommt der menschlichen Erfüllung noch näher. Für Maslow ist eine kranke Person dadurch gekennzeichnet, daß ihre Bedürfnisse nach Liebe und Achtung in der Vergangenheit vernachlässigt wurden [33].

Ausgehend von der alltäglichen Erfahrung mit allergischen Patienten entstand aufgrund lebendiger Anschauung bei den praktisch tätigen Kliniken ein Bild derjenigen Menschen, die zu einer Allergie neigen. Ein Großteil der hier angeführten Untersuchungen zur Persönlichkeitsstruktur des Allergikers, des Heuschnupfenpatienten und des Asthmatikers resultiert aus dem unmittelbaren Umgang und der Erfahrung mit diesen Kranken. So formte sich ein unsystematisches, mehr oder weniger deutliches Bild der Persönlichkeit des Allergikers, das eher einer Schablone als einem echten Persönlichkeitstypus gleichkommt. All diesen Versuchen ist das Erfassen von hervorstechenden Persönlichkeitseigenschaften gemein.

Dabei ergab sich, daß Allergiker in überdurchschnittlichem Maße u.a. folgende Wesenszüge tragen: Höflichkeit, Zurückhaltung, Scheu, Neigung, sich abzusondern, Distanz, Empfindsamkeit, Differenziertheit, Intelligenz, geistige Regsamkeit, Mangel an Spontaneität, moralisches

Empfinden, Unfähigkeit, Gefühle auszudrücken, Vorsicht, Kritik, Mißtrauen. Darüber hinaus zeichnet sich das Charakterprofil des Allergikers aus durch seine verletzliche Empfindsamkeit, die hinter einer sachlich überkorrekten und meistens intellektuell überbetonten Schutz- und Angsthaltung verborgen ist, seine Gefühlsverhaltenheit, seine geistig differenzierte Bewußtheit und die Tatsache, wie wenig der Allergiker seine gefühlsbetonten, seine vital-ursprünglichen und naturnahen Wesensseiten gelten lassen und ausleben darf.

Der Pollen geschlechtsreifer, blühender Pflanzen ist seiner Natur nach ein Erzeugnis vitalen Naturgeschehens, eines Geschehens also, gegen das sich der Allergiker aus seiner unverwurzelten Struktur heraus zwangsläufig sensibilisiert und zur Abwehr einstellen muß [65].

Ein Psychoanalytiker ist durch die eigenen therapeutischen Erfahrungen mit allergisch Kranken und das Studium der Fachliteratur über die Allergie zu der Erkenntnis gelangt, daß zwischen den Phänomenen Allergie und Zwangsneurose eine »innige Beziehung« besteht. Die Allergologen interessiert in ihren Untersuchungen im Grunde stets nur die Frage nach Berührungen und Verunreinigung, sowohl von außen als auch über die Schleimhäute.

Auf den Antigenreiz erfolgt die allergische körperliche Abwehr, aber dazwischen steht die unbewußte Vorstellung, die erst das Motiv dafür liefert, warum jemand die Berührung mit etwas Bestimmtem meiden muß oder aber für die erfolgte Berührung bestraft wird [2].

Eine weitere Untersuchung ergab: Das Persönlichkeitsprofil des Asthmatikers ist durch Ich-Stärke, Über-Ich-Stärke, Eigenwilligkeit, Gewissenhaftigkeit, zwanghafte Ordnungsliebe und durch die Unfähigkeit, Aggressionen nach außen zu richten, gekennzeichnet. Asthmatiker verhielten sich gegenüber Gesunden unterwürfig und nachgiebig, schweigsam und bedrückt, argwöhnisch, eigenwillig, konservativ, ordentlich und zwanghaft.

Auf gegensätzliche Untersuchungsergebnisse macht ein anderer Forscher aufmerksam. So werden dem Asthmatiker sowohl eine »bewahrende« Grundhaltung, Gewissenhaftigkeit, Pedanterie, Überkorrektheit, Eigensinn und Sparsamkeit sowie andererseits auch Unsicherheit, Mißtrauen, Geltungsbedürfnis, übertriebene Todesangst bei ausgeprägter Selbstbewahrungstendenz, aber auch Anlehnungsbedürfnis, Kontaktsehnsucht und Protestneigung zugeschrieben. Weiterhin soll der Asthmatiker an mangelnder Hingabefähigkeit, an Selbstsucht bei geringem Eigenmachtgefühl und auch an unterentwickeltem Schamgefühl leiden, dabei frigide oder impotent sein; er soll tyrannisch, abhängig, unberechenbar und impulsiv sowie wenig anpassungsfähig sein. Darüber hinaus soll er sich im Sozialbereich benachteiligt fühlen, hilflos und passiv sein, dennoch aber trotz oder wegen seines Nichtkönnens omnipotente Größenphantasien haben.

Nach früheren Untersuchungen gehören die Heuschnupfenpatienten zu den aktiven, lebhaften, energischen und tatkräftigen Typen. Heuschnupfen stünde häufig im Zusammenhang mit einer hohen Intelligenz und großem Durchhaltevermögen. Andererseits stellt der Autor fest, daß die Heufieberpatienten verschlossen, auf sich selbst bezogen und wenig gesellig seien. Sie fühlten sich einsam, unverstanden, isoliert, zurückhaltend, als Außenseiter. Da sie unfähig seien, mit den Anforderungen des Lebens fertig zu werden, würden sie sich von der Realität abwenden und Zuflucht in der eigenen Traumwelt suchen. Die meisten waren äußerst sensibel, weich und verletzbar; sie seien schüchtern, scheu, gehemmt, leicht entmutigt, selbstkritisch, mit sich selbst unzufrieden und eifrig darauf bedacht, anderen zu gefallen. Sie seien außerdem in ihren Gefühlen labil, brächen leicht in Tränen aus, seien verzagt und depressiv bei den leichtesten Rückschlägen; jede kritische Situation könne einen Zusammenbruch auslösen. In ihrem Beruf seien die meisten Heuschnupfenpatienten tüchtig, gewissenhaft, oft übergenau und perfektionistisch. Da sie von ungewöhnlichem Ehrgeiz getrieben würden, stiegen diese Patienten in der sozialen Stufenleiter höher auf. Die Suche nach einem Zusammenhang zwischen Persönlichkeitsmerkmalen und allergischen Symptomen geht weiter [70].

Mit der Frage nach der Besonderheit der Persönlichkeit des Allergikers und des Heuschnupfenpatienten wird ein sehr umstrittenes Thema der Psychosomatik angesprochen. Es kann von bestimmten Persönlichkeitsmerkmalen niemals auf eine bestimmte Krankheit geschlossen werden und umgekehrt. Welche Zusammenhänge auch immer zwischen Persönlichkeitstypen und körperlicher Krankheit gefunden werden sollten, es kann ihnen stets nur ein relativer, statistischer, oft durch Zufall bedingter Wert beigemessen werden.

Es bedeutet zwar einen Fortschritt, wenn man bestimmte psychische Aspekte der Persönlichkeit aufzählen kann, aber dieser Fortschritt ist nicht entscheidend. Wichtig ist, die konflikthafte Persönlichkeit zu erfassen, in der die psychosomatischen Störungen heranwachsen als etwas in Bewegung Befindliches, sich Entwickelndes, d. h. als ein dynamischer Prozeß.

Um die Verallgemeinerung zu vermeiden, ist es erforderlich, bei der Suche nach der psychischen Eigenart zu bleiben. Die meisten Untersuchungen haften an der Schale der Persönlichkeit, ohne zu versuchen, zu ihrem Kern vorzudringen. Als Oberflächenbild der Persönlichkeit sind solche allgemeine Aussagen zu Persönlichkeitstypen abzulehnen.

Man muß nach allen Erfahrungen auf ein ganzes Bündel von Bedingungen, die einander ergänzen, vorbereitet sein.

Organische Diagnose des Heuschnupfens

Die psychosomatische Sichtweise in bezug auf den Heuschnupfen ist nicht nur im ursächlichen Denken vonnöten, sondern sie soll auch als eine Methode des Vorgehens in der Diagnostik und in der Therapie verstanden werden: eine Methode nämlich, die sich auf die gleichzeitige und koordinierte Verwertung von körperorientierten Methoden und Vorstellungen einerseits und von psychologischen Methoden und Vorstellungen andererseits stützt.

Zunächst soll hier die körperliche Diagnostik des Heuschnupfens in ihren Grundzügen beschrieben werden.

Die praktische Allergiediagnostik hat die besondere Aufgabe, die im Einzelfall krankheitsauslösenden oder krankmachenden Allergene nachzuweisen. Der Zusatz »allergisch« bei einer Krankheitsbezeichnung besagt, daß die Krankheit durch den allergischen Reaktionsmechanismus, d. h. durch den immunologischen Prozeß der Allergen-Antikörper-Verbindung oder durch deren biochemische Folge, ausgelöst wird. Daraus ergeben sich für die klinische Diagnose allergischer Krankheiten zwei Aufgaben, die unabdingbar zusammengehören: zunächst aus den Angaben des Kranken, aus den Symptomen und aus weiteren objektiven Befunden das Krankheitsbild zu umreißen und die Krankheit einzuordnen. Das ist die erste Stufe der »Symptomdiagnose«. Sodann sind durch die speziellen allergologischen Untersuchungsverfahren die Fragen nach der Entstehung der Krankheit (Pathogenese) und ihrer spezifischen Auslösung die zweite diagnostische Stufe. Erst aus der Verknüpfung der Symptomdiagnose mit der auslösenden Ursache ergibt sich die klinische Diagnose der Erkrankung. In der Tabelle sind diese beiden diagnostischen Stufen am Diagnoseaufbau zweier klassischer allergischer Krankheitsbilder dargestellt [68].

Organ-medizinischer Diagnoseaufbau bei allergischen Krankheiten

A. *Erste Stufe*

I. Befunde:	Hypersekretorische eosinophile Rhinitis, Konjunktivitis usw.	Überwiegend exspiratorische Dyspnoezustände mit diffusen spastischen RG., Expektoration eines glasigen, eosinophilen Sputums.
II. Anamnestische Angaben:	In den Frühsommermonaten überwiegend bei trockenem Wetter und im Freien auftretend.	Atemnotanfälle bei Bettruhe auftretend, nicht aber bei körperlicher Arbeit.
III. »Symptomdiagnose«:	»Sommerkatarrh«.	Anfälle von Asthma bronchiale im Schlafzimmer.

B. *Zweite Stufe*

IV. Pathogenese: (Krankheitsentstehung)	Nur bei expositionsgebundener Inhalation (s. Anamnese!) allergisch.	Nur bei expositionsgebundener Inhalation (Schlafzimmer!) allergisch.
V. Ätiologie: (auslösende Ursache)	Blüten-, Getreide-, Gräserpollen.	Bettfedernstaub.
VI. Klinische Diagnose:	Pollinosis, »Heuschnupfen«.	»Bettasthma«.

Der immunologische Prozeß der Antigen-Antikörper-Verbindung ist nur ein Teil des gesamten Auslösungskomplexes, wie die vorangegangenen Kapitel und die erwähnten Fakten deutlich zeigen. Eine umfassende Diagnostik muß auch die psychischen Bedingungsfaktoren gebührend berücksichtigen.

Krankheitsgeschichte (Anamnese)

Die Vorgeschichte ist meist leicht zu erheben. Die saisonale Abhängigkeit der Beschwerden durch Pollenflug ist der wesentlichste Faktor. Beginn und Dauer der Erkrankung lassen Rückschlüsse auf die Breite des Allergenspektrums zu. Bei manchen Patienten gibt es auch Spätsymptome. Oft genug ist es bei den Späterscheinungen aber keine Pollenallergie mehr, sondern eine Allergie gegen Schimmelpilze, die in feuchten Sommern besonders reichlich Sporen bilden. Schließlich soll bei der Anamnese nicht vergessen werden, ob nicht auch im Winter, besonders zu Beginn der Heizperiode, leichter Schnupfen auftritt. Dies wäre ein Hinweis auf eine zusätzliche Hausstauballergie. Die Anamnese muß sich aber auch auf das klinische Bild beziehen. Praktische Bedeutung hat die Gliederung:

- Patienten mit Bronchialbeteiligung.
- Patienten ohne Bronchialbeteiligung.

  Folgende vier Fragen bilden das Grundgerüst der Anamnese:
- die Dauer des Bestehens der Erkrankung.
- die jahreszeitliche Ausdehnung der Erkrankung,
- die Art der klinischen Symptome,
- die Reihenfolge des Auftretens der Erscheinungen.

Anstieg der weißen Blutkörperchen, insbesondere der Eosinophilen (Eosinophilie)

Ein weiteres wichtiges Verdachtsmoment ist das Auftreten einer bestimmten Art von weißen Blutkörperchen (Leukozyten) in größerer Zahl. Diese Leukozyten färben sich gut mit Eosin, einem sauren roten Farbstoff, und heißen deshalb eosinophile Leukozyten.

Der Heuschnupfen geht fast immer mit einer ausgeprägten Eosinophilie im Blut von 20–25%, selten auch über 50% einher (Normalwert 6%). Eine Bluteosinophilie, d. h. der Befund von mehr als 600 eosinophilen Leukozyten in einem Kubikmillimeter Blut, gilt als Hinweis auf eine Allergie. Nach Ausschluß anderweitiger Ursachen einer Eosinophilie sind nur während des Auftretens allergieverdächtiger Symptome wiederholt vorgenommene und zeitlich aufeinanderfolgende Bestimmungen für die Diagnose verwertbar. Allerdings ist eine solche Bluteosinophilie nur *ein* Hinweis unter anderen auf eine allergische Erkrankung. Beweiskräftiger ist dagegen die Nasensekreteosinophilie.

Labortests: RAST und RIST

Immunoglobuline der Klasse IgE können in ihrer Gesamtkonzentration im Blutserum durch den Radio-Immuno-Sorbent-Test (RIST) nachgewiesen werden. Dieser Test erlaubt eine quantitative Aussage über das Vorliegen einer Allergie.

Um die Art des Allergens bestimmen zu können, wurde der Radio-Allergo-Sorbent-Test (RAST) entwickelt. Dieser mit Radioisotopen arbeitende Labortest ist wegen seiner Aufwendigkeit nur in den Laboratorien großer Kliniken durchzuführen. Er gibt einen Einblick in die qualitativen IgE-Verhältnisse. Dem an Papierscheiben gekoppelten Allergen wird das IgE-haltige Blutserum des Patienten zugesetzt, so daß die sonst an der Mastzellenmembran stattfindende Immunkomplexbildung sich nunmehr »im Labor« an der allergenbeschichteten Papierscheibe vollzieht. Nach Entfernung des nichtgebundenen, unspezifischen IgE-Anteiles wird dem an der Scheibe haftenden Immunkomplex ein mit Jod 125 markiertes Immunoglobulin-E-antikörperhaltiges Serum (sogenanntes Anti-IgE) vom Kaninchen zugesetzt. Hierdurch kommt es zu einer erneuten Antigen-Antikörper-Reaktion zwischen dem immunkomplexgebundenen IgE und dem radiomarkierten Anti-IgE. Durch Radioaktivitätsmessung der neu entstandenen Immunkomplexe läßt sich sowohl das Vorhandensein spezifischer IgE-Moleküle prüfen wie auch ihre Anzahl graduell bzw. quantitativ bestimmen. Auch die auf der zuletzt beschriebenen diagnostischen Ebene gewonnenen Befunde erfordern sachgemäße Interpretation, speziell im Zusammenhang mit der Vorgeschichte, dem Krankheitsbild und den Hautproben.

Passen die RAST-Befunde dazu, dann erhärten sie die Diagnose [13].

Haut-Allergentestung

Für die Pollendiagnostik kommen von den Allergentestungen an der Haut praktisch nur die Intrakutan-(= unter die Haut gehend)Testungen und der Pricktest (Stichtest) in Frage. Der Kratz- oder Scratchtest wird heute wegen zu unsicherer Ergebnisse nicht mehr angewandt. Dagegen kann der Reibtest zur Prüfung einzelner Pollenarten noch durchaus wertvoll sein. Bei der Allergiediagnostik des Heuschnupfens steht heute der geänderte (modifizierte) Pricktest wegen seiner leichten, raschen und praktisch nebenwirkungsfreien Durchführbarkeit an erster Stelle. Beim modifizierten Pricktest wird nach Reinigung der Haut ein Tropfen der Allergenlösung auf die vorher markierte Hautstelle gebracht. Eine Pricknadel, eine Impffeder oder eine der nur einmal zu verwendenden Blutlanzetten wird durch den Tropfen in flacher Richtung in die Haut eingeführt und dann etwas angehoben. Dadurch kann eine kleine Menge der Allergenlösung in die Haut eindringen. Nach Anwendungsart und effektiver Allergenmenge handelt es sich bei diesem Pricktest um eine abgeschwächte Intrakutanprobe. Als Testort für den Pricktest wählt man am besten die Beugeseiten der Unterarme. Hier lassen sich zehn bis zwölf Proben an jeder Unterarmseite durchführen. Zur Feststellung der individuellen Hautreaktion wird jeweils eine »Nullreaktion« mit einer Kontroll-Lösung, die lediglich das Lösungsmittel der Allergenextrakte enthält, durchgeführt. Dadurch wird sichergestellt, daß bei allgemein erhöhter Neigung zu Quaddelreaktionen keine Fehldeutungen erfolgen. Man kann den Pricktest im allgemeinen nach 15 bis 20 Minuten auswerten. Eine positive Reaktion zeigt sich durch die Bildung von Quaddeln, die mit einem Hof umgeben sind. Der Erfolg der Reaktion wird nach der Größe der Quaddel und des Hofes bewertet (s. Abbildung rechts).

Auch beim Intrakutantest nimmt man meist die Unterarme als Testort. Mittels einer Tuberkulinspritze wird Antigenextrakt streng intrakutan unter Bildung einer kleinen Quaddel injiziert. Die Auswertung der Intrakutantestung erfolgt in der gleichen Weise wie beim Pricktest.

Beim Reibtest reibt man mit einem Tupfer, auf den die Pollen aufgestreut sind, die Haut an der Hohlhandseite des Unterarms acht bis zehnmal kräftig in etwa Fünfmarkstückgröße ein. Wenn eine Sensibilisierung besteht, zeigt sich bald darauf eine Rötung mit einzelnen, eventuell auch zusammenfließenden Quaddeln. Wird die Haut vorher etwas eingeritzt (Scratchtest), kann man die Empfindlichkeit des Testes steigern [54].

Von grundsätzlicher Bedeutung ist nicht nur die auf langjähriger Erfahrung beruhende quantitative Bewertung des Reaktionsfeldes, sondern weit mehr die richtige Interpretation der Reaktion in bezug auf das jeweilige Krankheitsbild. Es bleibt die Frage: Kommt der durch Hauttestung nachgewiesenen spezifischen Antikörperbildung bzw. ihrem korrespondierenden Allergen auch tatsächlich ein aktueller Auslösungsbezug für das entsprechende klinische Symptom zu?

Eine Klärung kann in Zweifelsfällen durch die direkte Allergenprüfung am Reaktionsorgan im erscheinungsfrei-

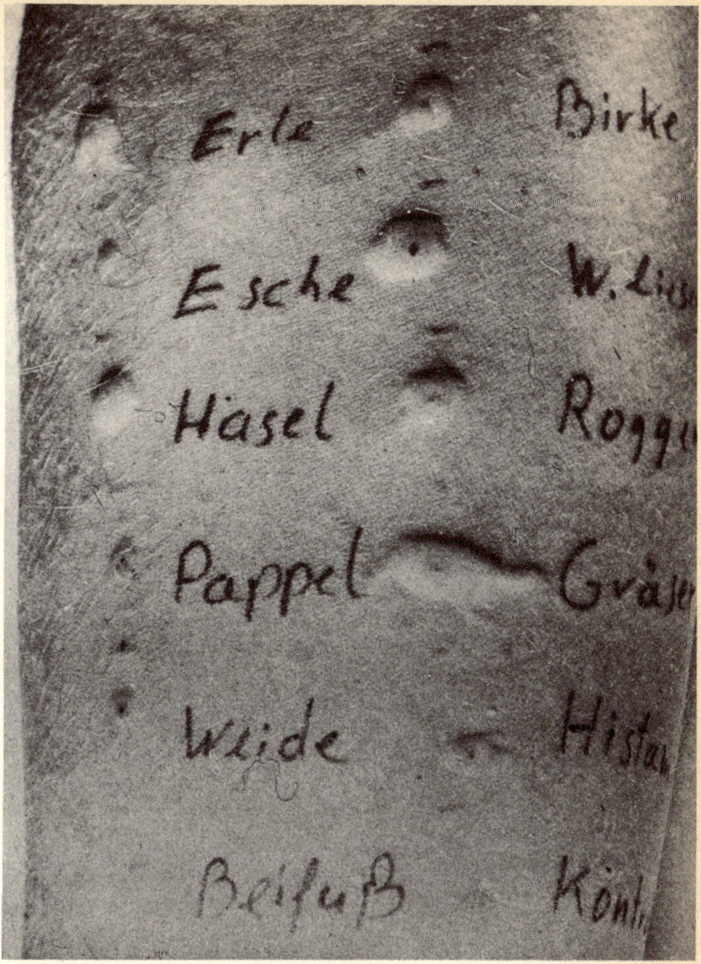

Quaddeln

en Zeitraum erreicht werden. Hierbei wird die aktuelle Wirksamkeit des verdächtigen Allergens – meist in Extraktform – geprüft und dieses in entsprechender Verdünnung entweder in den Bindehautsack eingeträufelt (soge-

Übersicht der gebräuchlichsten Allergie-Testmethoden

	Testmethode	*Ausführung*	*Ablesen*	*anwendbar bei*
Hauttests	Pricktest	oberflächliches Einstechen mit einer Nadel oder Lanzette in die Haut durch ein Tröpfchen der Allergenlösung (Unterarm)		
	Scratchtest	oberflächliches Einritzen der Haut mit einer Nadel von 1 cm Länge und Auftragen eines Tröpfchens des Allergens (Unterarm)	15–20 Minuten und 6–8 Stunden	Inhalations-, Nahrungsmittel-, Insektenstich- und Medikamenten-Allergien
	Reibtest	Einreiben des Extraktes oder des natürlichen Allergens in die Haut (Unterarm)		
	Intrakutantest	Einspritzen von 0,03 ml des Allergenextrakts oberflächlich in die Haut (Unterarm oder Rücken)		
	Epikutantest	Aufkleben von Pflasterstreifen mit Allergen auf auf die Haut (Rücken oder Oberarm)	24, 48 und 72 Stunden	Kontaktallergien (Metalle, Salben, Chemikalien)
	serologisch-immunologische Tests wie RAST, RIST, PRIST, EAST, FAST u. a.	venöse Blutentnahme (1 kurzer Stich in die Vene in der Ellenbeuge)	Labormethode Resultat nach 48 Stunden	Inhalations-, Nahrungsmittel- und Insektenstichallergien
Provokationstests	Intranasaltest	Einsprühen von Allergenlösung mit einem Nasenspray, Messung des Nasenwegwiderstandes, Beobachtung der Beschwerden (eventuell Wattestäbchen in die Nase)	15–30 Minuten	Inhalationsallergien
	Konjunktivaltest	1–2 Tropfen des Allergenextraktes in den Konjunktivalsack		
	Bronchialer Provokationstest	Inhalation von Allergenlösung und wiederholte Messung der Lungenfunktion (forcierte Atmung oder ruhige Atmung an oder in Geräten)	2–20 Minuten 2 und 24 Stunden	Inhalationsallergien
	oraler Provokationstest	Einnahme von Nahrung, Flüssigkeit oder Medikamenten	5 Minuten bis 48 Stunden	Nahrungsmittelallergie

nannter Ophtalmotest) oder mit Stieltupfer bzw. Spray auf die Nasenschleimhaut aufgebracht (Nasaltest) oder als Aerosol eingeatmet unter gleichzeitiger fortlaufender Messung verschiedener Atemparameter (Bronchialtest). Das Ziel der Provokationsproben ist, möglichst unter Nachahmung des natürlichen Eindringens des Allergens, die jeweiligen krankhaften Symptome hervorzurufen. Nicht jeder positive Allergentest beweist bereits einen Heuschnupfen. Bei Routinetestungen finden sich oft positive Reaktionen auf Pollen, ohne daß Krankheitserscheinungen bestehen. Diese »latente Allergie« zeigt an, daß möglicherweise bei dem Patienten eines Tages, besonders nach starker Überflutung mit Pollen, ein Heuschnupfen ausbrechen kann; doch kann oft eine klinisch nicht manifeste Allergie während des ganzen Lebens bestehenbleiben. Es ist aber auch denkbar, daß psychische Faktoren den latenten Heuschnupfen manifest werden lassen, d. h. eine Überflutung mit Pollen durchaus nicht notwendig wäre. Bei solchen Fällen hätten wir es wahrscheinlich mit dem als »Summation von Reizen« bezeichneten Phänomen zu tun; mit anderen Worten: Nur ein Zusammentreffen der emotionalen, psychischen Reize und der allergischen Faktoren führt zum Ausbruch des Heuschnupfens. Getrennt bleibt die Wirkung beider Arten von Reizen unterhalb der Reizschwelle. Damit erklärt sich die nicht seltene Beobachtung, daß Kranke, deren Asthma- und Heuschnupfenanfälle auf die Pollenzeit beschränkt waren, nach erfolgreicher Psychoanalyse ohne Hyposensibilisierung gegen ihre spezifischen Allergene widerstandsfähig werden. Es läßt sich mit dieser Theorie auch erklären, warum manche Patienten mit psychosomatischem Hintergrund ihre Heuschnupfensymptome nur zur Blütezeit bekommen und in der pollenfreien Zeit keine Beschwerden haben. Die emotionalen Faktoren schlagen in eine körperliche Symptomatik um, sobald die Reizschwelle durch den Polleneinfluß erreicht ist.

Psychologische Diagnose des Heuschnupfens

Zahlreiche Methoden aus verschiedenen Disziplinen wurden für die Anwendung in der Allergieforschung modifiziert und ergänzen die eigentlichen medizinischen Maßnahmen zur Diagnose allergischer Krankheiten. Mit Ausnahme der Hautproben sind aber auch heute noch viele Probleme der Diagnostik ungelöst, trotz Verwendung modernster Methoden der Bio- und Radiochemie. Nicht erklärt ist z. B., warum manche Menschen besonders sensibilisierbar sind und warum einmal diese und ein anderes Mal jene Form von Allergie auftritt.

Wir haben Theorien über den Mechanismus der Allergien und Beschreibungen über die Phänomene der Krankheit, aber tatsächlich wissen wir sehr wenig darüber, warum einzelne Leute allergisch werden. Diese Aussage beschreibt noch immer den Stand der Allergieforschung und nicht nur den der allergologischen Diagnostik. Gleichzeitig ist sie ein Hinweis darauf, daß die nur biologischen und körperlich-diagnostischen Bemühungen, das Problem der Allergie und des Heuschnupfens zu lösen, nicht zu einem befriedigenden, umfassenden Verständnis führen können.

Schätzungen zufolge suchen mehr als die Hälfte aller Patienten aufgrund psychosomatischer Krankheiten einen Arzt auf. Dort werden sie körperlich untersucht, labormedizinisch getestet, gar nicht oder psycho-pharmakotherapeutisch behandelt; oder aber sie erhalten die Auskunft, bei ihnen sei alles in Ordnung.

Auch beim Hautarzt und Allergologen suchen Patienten Hilfe, deren Symptome psychosomatischer Natur sind; für sie wären zusätzliche psychologische Diagnostik und Therapie oft besser geeignet.

Ein Forscher hat die Ergebnisse seiner Studie an 100 Patienten veröffentlicht, die in einer Klinik wegen psychosomatischer bzw. psychoneurotischer Störungen aufgenommen werden mußten. Je 50 Frauen und Männer wurden anhand eines eigens für diesen Zweck entwickelten Fragebogens interviewt. Erfragt wurden in erster Linie Verlauf und Dauer der Symptomatik, Zeitpunkt des ersten Arztbesuchs, Art der Diagnose und Therapie. Zwei Drittel der Patienten waren neurotisch, ein Drittel war psychosomatisch erkrankt. Im Durchschnitt hatten die Kranken selbst zweieinhalb Jahre gewartet, bis sie wegen ihrer Symptome einen Arzt konsultierten. Nun aber begann der »Marsch des Neurotikers durch die ärztlichen Institutionen«. Es dauerte bei den Männern im Durchschnitt acht, bei den Frauen sogar zehn Jahre, bis die psychische Entstehung der Krankheit erkannt wurde. Bis zur Einleitung einer angemessenen Therapie verstrichen weitere vier bis zwölf Monate. 92 Prozent der Patienten hatten in diesen Jahren mindestens drei Ärzte konsultiert, immerhin 15 Prozent saßen in mehr als zehn Wartezimmern. Die Hälfte aller Kranken wurde rein symptomatisch behandelt, weitere 20 Prozent lediglich mit Hilfe von Psychopharmaka. Ein Großteil wurde von Facharzt zu Facharzt überwiesen, aber nur acht davon zu einem Nervenarzt. Ebenfalls acht Patienten erhielten überhaupt keine Therapie; ein »klärendes Gespräch« zwischen Patient und erstbehandelndem Arzt – was wenigstens den Ansatz einer mehr psychologisch orientierten Vorgehensweise bedeutet – fand nur in vier Fällen statt [50].

Man spricht in diesem Fall von »iatrogener Chronifizierung«, d. h. durch die jahrelange falsche Vorbehandlung ist das seelische Leiden zu einem Dauerzustand geworden. Dadurch hatten sich gleichzeitig auch die Heilungschancen erheblich vermindert. In der rein organischen Vorgehensweise ebenso wie im Nichterkennen der psychischen Ursachen zeigt sich aber auch in geradezu eklatanter Weise die Hilflosigkeit mancher Ärzte im Umgang mit psychoneurotischen und psychosomatischen Störungen. Hier liegt der Grund dafür, daß der Patient keine angemessene Hilfe erfährt. Dieser Zustand läßt sich ändern, wenn der Arzt die psychische Entstehung erkennen lernt und die entsprechenden Konsequenzen zieht. Durch die rechtzeitige Diagnose psychischer Bedingungen bei allergischen Erkrankungen und deren Behandlung ließe sich wahrscheinlich ein Symptomwandel und Organwechsel vermeiden. Es ist denkbar, daß die psychosomatische Familien-Therapie bei einem Kind mit Milchschorf die Weiterentwicklung zu Heuschnupfen, Asthma und »atopischer« Dermatitis verhindert.

Im folgenden Kapitel werden einige Ansätze in der psychologischen Diagnostik beschrieben, die helfen könnten, das Dilemma der körperlichen Diagnostik zu überwinden und den Heuschnupfen umfassender, nämlich psychosomatisch zu verstehen.

Psychologisch-biographische Anamnese

Zwischen der Lebens- und der Krankheitsgeschichte einer erkrankten Person besteht eine enge Beziehung, wie die psychosomatische Forschung darlegen konnte. Jede rechte Krankengeschichte führt zur Biographie. Eine umfassende Klärung der ursächlichen Entwicklung des Heuschnupfens kann nur dann erreicht werden, wenn bei den Patienten die Krankheitsgeschichte als Teil der Biographie verstanden wird. In diesem Sinne kann man den Heuschnupfen als ein lebensgeschichtliches Problem ansehen, das eng mit der Entwicklung der kranken Person in Verbindung steht.

Die bisherigen klinischen Erfahrungen führten zu der Erkenntnis, daß bestimmte biographische Prozesse, wie z. B. Entwicklungsstörungen, eine bedeutsame Rolle spielen, was die angeführten Krankengeschichten deutlich erkennen lassen.

Die biographische Methode will den »vollen« Menschen erfassen und begnügt sich nicht mit einem »reduzierten« Menschen.

Psychologische Persönlichkeitstests

Testpsychologische Untersuchungen können in Verbindung mit einem diagnostischen Interview den klinischen Befund oft untermauern und erweitern. Doch viele Wissenschaftler halten es für einen fundamentalen Irrtum, die kranke Person mittels eines psychologischen Tests in ein Persönlichkeitsprofil zu zwängen.

Neben den Tests scheint auch die jeweilige Vorgeschichte sehr wichtig zu sein, weil ja jede psychosomatische Störung meist aus der Vergangenheit herkommt; die Vorgeschichte, die zu dieser Störung geführt hat, ist für ein Urteil sicher nicht weniger entscheidend als das Ergebnis der Momentaufnahme, als die man die Persönlichkeitstests betrachten kann. Deswegen gehört eine »biographische Anamnese« ganz wesentlich zu jeder Art von diagnostischer Tätigkeit.

Zur Abklärung des Heuschnupfens ist es daher nötig, den gesamten Prozeß der psychischen Entwicklung des Patienten bis in die Kindheit zurück zu ergründen und den Verlauf seiner Selbstverwirklichung so klar zu erfassen, wie dies mit diagnostischen Techniken möglich ist. Die psychologischen Persönlichkeitstests haben eine relative Position im psychosomatisch diagnostischen Mosaik. Sie können in Kombination mit einem diagnostischen Interview den klinischen Eindruck vertiefen; sie können eine Reihe spezieller psychodiagnostischer Fragen mit größerer Sicherheit klären und wissenschaftlich zu Persönlichkeitstheorien herangezogen werden.

Psychoanalytische Diagnostik

Immer noch muß die nur mangelhafte Berücksichtigung psychischer und psychosomatischer Aspekte in der medizinischen Diagnosestellung und in der Entwicklung therapeutischer Strategien kritisiert werden; ja man muß die Behinderung dieser Entwicklung durch die klinische Medizin oft noch als skandalös bezeichnen.

In der medizinischen Diagnostik werden die Aussagen des Patienten als Beschreibung seines körperlichen Zustandes betrachtet.

Die Unterschiede zum psychoanalytischen Vorgehen sind offensichtlich. Schon die Umstände des diagnostischen Interviews unterscheiden sich wesentlich von demjenigen, in dem nur auf objektive Körperbefunde abgehoben wird. Grundlegendes Merkmal des psychoanalytischen Interviews ist der freie Raum, der dem Patienten für eine persönliche Selbstdarstellung gelassen wird. Ihm wird eine offene Situation angeboten, die er selbst nach eigenen Wünschen strukturieren kann. Die Art seiner Darstellung, seiner Auslassungen und Widersprüche wird ebenso betrachtet wie die Art und Weise, in der die Untersuchungssituation von ihm gestaltet wird. Auf der Seite des Untersuchers entspricht der Selbstdarstellung des Patienten eine sogenannte »freischwebende Aufmerksamkeit«, die neben den Mitteilungen des Patienten auch die eigenen Reaktionen registrieren soll.

Der Heuschnupfen-Patient wird beim psychoanalytischen Interview aufgefordert, über sich zu berichten. Der Untersucher erfährt etwas über den bisherigen Lebensweg des Patienten, über seine früheren und heutigen zwischenmenschlichen Beziehungen, über seine Eltern, seine soziale Entwicklung und seine aktuellen Beziehungspersonen. Auf der Grundlage seiner theoretischen Kenntnisse ordnet der Interviewer diese Informationen; d. h., er stellt einen Zusammenhang her zwischen der Frühentwicklung des Patienten und seinen Konflikten unter der Frage, wie es dazu kam.

Die persönlichen Äußerungen des Patienten sind das Fundament der Diagnose. Das psychoanalytische Erkenntnisinteresse ist auf das Verstehen fremdpsychischer unbewußter Inhalte gerichtet. Ein bestimmtes Erleben und Verhalten, worunter auch die Ausbildung bestimmter körperlicher Symptome fällt, gilt als verstanden, wenn sein Stellenwert durchsichtig ist, d. h., wenn es als sinnvoll im umfassenden Zusammenhang einer unverwechselbaren Lebensgeschichte begriffen wird. Der Untersucher muß nun aus dem Mitgeteilten im Rahmen des sogenannten »szenischen Verstehens« bestimmte Strukturen herausarbeiten, von denen er annimmt, daß sie dem Patienten nicht bewußt sind. Die abgewehrten, bewußtseinsunfähigen Erlebnisse des Patienten werden für den Psychoanalytiker in der Übertragungsbeziehung der Psychoanalyse durchsichtig [66].

Der klassische Psychotherapeut führt ein Gespräch nach folgenden Regeln:

1. Er hört aufmerksam und wohlwollend zu.
2. Er selbst führt kein Thema ein, fragt aber den Patienten nach Beispielen seiner Themen und ermöglicht ihre Entfaltung.
3. Er kommt nur auf Themen zurück, die der Patient schon angesprochen hat. Dabei bevorzugt er ältere Themen vor den aktuellen, affekt- oder konfliktgeladene vor den neutralen Themen. Bei Übertragungsverhalten des Patienten sucht der Therapeut nach Anlässen dafür in der Vergangenheit und in der Alltagswirklichkeit des Patienten.
4. Die objektiven Lebensumstände des Patienten in Vergangenheit und Gegenwart werden registriert.
5. Das Gespräch wird vom Therapeuten durch Fragen, Kommentare und Deutungen (die nach Möglichkeit in

der Redeweise des Patienten gegeben werden sollen) in Gang gehalten.

6. Der Therapeut denkt mit dem Patienten mit und prüft die Inhalte und Themen sowie die eigenen Einlassungen laufend bzw. nach der jeweiligen Behandlungsstunde auf ihre Zusammenhänge.

Verhaltenstheoretische Diagnostik

Zu der besprochenen psychoanalytischen Diagnostik weist die verhaltenstheoretische Diagnostik eine Reihe wichtiger Unterschiede auf. Entsprechend ihrer lerntheoretischen Ausrichtung basiert sie auf der Annahme, daß eine Beziehung besteht zwischen dem zur Zeit zu beobachtenden gestörten Verhalten, unter Umständen also auch dem etwaigen Krankheitsgeschehen, und den zur Zeit bestehenden Lebensbedingungen. Ein Zurückgreifen in die Vergangenheit erscheint nur insoweit sinnvoll, als es zur Analyse der momentanen Lebenssituation beiträgt. Das diagnostische Vorgehen in der Verhaltenstherapie wird üblicherweise als Verhaltensanalyse, Bedingungsanalyse oder Problemanalyse bezeichnet. Sie konzentriert sich auf eine beschreibende Analyse der Beziehungen zwischen Verhalten und Umwelt.

Manche Lerntheoretiker sehen die wichtigste Aufgabe der Anamnese in der Datengewinnung und nicht in der therapeutischen Wirkung durch das Gespräch. Schließlich sollten in einer Anamnese nur Fragen nach solchen Sachverhalten gestellt werden, die hinsichtlich einer oder mehrerer Gesichtspunkte ein hohes Maß an Gültigkeit besitzen. Besonders problematisch bei der Beurteilung der diagnostischen Gültigkeit anamnestischer Sachverhalte seien Schlüsse, die im nachhinein getroffen werden. Eine Möglichkeit, objektivere Daten zu erhalten, sei dadurch gegeben, daß die verschiedenen Phasen des diagnostischen Prozesses oder verschiedene inhaltliche Bereiche durch verschiedene Diagnostiker unabhängig voneinander bearbeitet werden.

Viele dieser Forscher definieren die Anamnese zu eng als Sammlung, Systematisierung und diagnostische Verarbeitung von »harten« Fakten. Die geistig-kognitive und emotional-erlebnishafte Bewertung des Patienten wird zu sehr ausgeblendet.

Das traditionelle Interview bei der Verhaltensanalyse wird häufig gezielt geändert, indem der Therapeut sein Verhalten im Rollenspiel systematisch variiert, um die Reaktionen des Patienten zu beobachten. Die herkömmlichen psychologischen Tests werden selten eingesetzt, denn eine Einordnung nach Eigenschaften ist von geringem Interesse für die Verhaltensanalyse. Zur Erfassung des Verhaltens benutzt der Verhaltenstherapeut Situationsfragebogen, z. B. bei Hausbesuchen, bei Stichproben des täglichen Arbeitsverhaltens (wichtig bei Berufsallergien), bei Gesprächen mit Bezugspersonen. Außerdem wird der Patient und sein Verhalten direkt beobachtet. Ziel der direkten Verhaltensbeobachtung ist es, Angaben über die Häufigkeit und Dauer z. B. von Heuschnupfensymptomen zu erhalten sowie den Situationszusammenhang zu ergründen. Das zu beobachtende problematische Verhalten sollte exakt definiert sein – was beim Heuschnupfen keine großen Schwierigkeiten machen dürfte –, um hohe Übereinstimmung zwischen den Resultaten verschiedener Beobachter zu ermöglichen.

Sollen Aussagen über die situativen Bedingungen des problematischen Verhaltens (Heuschnupfen mit psychosomatischem Hintergrund) gemacht werden, wäre es am günstigsten, eine Person über lange Zeit ständig zu beobachten, weil dann die Wahrscheinlichkeit groß wäre, alle wichtigen Situationen in die Beobachtung einzubeziehen. Das wäre allerdings extrem aufwendig und für den Patienten sehr belastend. Deshalb werden Stichproben gemacht.

Weit häufiger als die direkte Verhaltensbeobachtung

wird in der verhaltenstherapeutischen Diagnostik die Selbstbeobachtung des Patienten oder die Beobachtung durch dessen Bezugsperson eingesetzt, da direkte Beobachtungen für den Therapeuten sehr zeitaufwendig sind und die Selbstbeobachtung die Mitarbeit des Patienten in der Therapie fördert. Außerdem kann die Selbstbeobachtung einen therapeutischen Effekt bewirken. Die Selbstbeobachtung beim Heuschnupfenpatienten könnte so aussehen: Nach Anweisung des Therapeuten führt der Patient von Beginn der Pollensaison an eine Verlaufskurve und ein Diagramm über die Symptomatik seines Heuschnupfens und die ihr vorausgehenden, begleitenden und nachfolgenden Bedingungen. So lassen sich neben den Allergenen auch noch andere individuelle Auslösereize aufspüren.

Gefühlsreaktionen, die direkt zu beobachten schwierig ist, können durch apparative Meßverfahren auch körperlich registriert werden. Es gibt allerdings Befunde, die den Wert physiologischer Messungen zur Erfassung von Emotionen einschränken.

Verhaltenstherapeuten orientieren sich in der Diagnostik und in der Therapie weitgehend an einem Schema, das als »Verhaltensgleichung« bekannt wurde; es lautet: S-O-R-K-C.

R = *Reaktion*

Die Bedingungsanalyse konzentriert sich bei der Bestimmung des Gleichungselements R auf problematisches Verhalten. Erforderlich ist dabei, alle beobachteten oder berichteten gestörten Verhaltensweisen des Patienten anhand konkreter Merkmale wie Auftrittshäufigkeit, Dauer usw. genau zu beschreiben, und zwar stets im Hinblick auf ihre Beziehung zu den vorhergehenden (S und O) sowie nachfolgenden (K und C) Bedingungen. So wird z. B. registriert, wie lange und wie oft ein Heuschnupfenpatient Nasenkribbeln, Niesattacken, Nasenlaufen, Augenjucken usw. hat, was er dagegen unternimmt, unter welchen bestimmten Reizeinflüssen dieses Verhalten auftritt, von welchen Gefühlsreaktionen es begleitet wird, welche unmittelbaren Auswirkungen dieses Verhalten auf den Patienten hat, wie seine Bezugspersonen darauf reagieren usw.

S = *Stimulus (Reiz)*
Die Komponente S der Verhaltensgleichung umfaßt alle äußeren und inneren Reizbedingungen, die in enger Beziehung zum gestörten Verhalten stehen, z. B. soziale Umweltreize, Gedanken, Vorstellungen, Selbstbewertungen usw.

O = *Organismus*
Bei der Bestimmung dieser Komponente wird die biologische Ausstattung ermittelt, und evtl. werden biologische Störungen, Behinderungen, Lernkapazität und Lerngeschichte der Reaktion berücksichtigt.

K = *Kontingenz*
Die Komponente K beschreibt die Beziehung zwischen dem gestörten Verhalten, der Krankheit und den Konsequenzen. Dabei ist im wesentlichen zu klären, mit welcher Häufigkeit die verstärkenden Bedingungen auftreten und in welcher zeitlichen Reihenfolge diese Bedingungen auf die Störung folgen.

C = *Konsequenz*
Mit dem Gleichungselement C sollen alle Ereignisse beschrieben werden, die auf das gestörte Verhalten, die Krankheit, folgen und dessen Häufigkeit, Intensität, Dauer usw. steuern, z. B. Einsetzen eines positiven Reizes, Einsetzen eines negativen Reizes, Aufhören eines negativen Reizes (s. Kapitel über operantes Lernen und sekundären Krankheitsgewinn).

Das bisher beschriebene diagnostische Verfahren ist durchaus in Zusammenhang mit dem traditionellen verhaltenstheoretischen Ansatz zu sehen. Zur Erfassung der Persönlichkeitsmerkmale oder gar der Beziehungen zwischen Personen und Situationen sowie verschiedenen Personen liegen bisher nur verstreute Handlungsanleitungen vor. Gemeinsam ist ihnen allerdings, daß dem Gespräch mit dem Patienten zentrales Gewicht zugesprochen wird. Wie Personen die Dinge wahrnehmen, wie sie sie interpretieren und bewerten, ist am ehesten über deren Schilderungen im Gespräch zu erfassen. Dabei wird besonderer Wert auf die Gedanken und die Selbstgespräche gelegt, die dem problematischen Verhalten vorausgehen, die es begleiten oder die ihm nachfolgen. Das Verhalten in bestimmten Situationen wird nicht nur unter ursächlichen, sondern auch unter zweckorientierten Gesichtspunkten gesehen, was sich darin zeigt, daß dem Verhalten die Funktion zugeschrieben wird, einen im Lebensplan enthaltenen Zielzustand herbeizuführen. Die Bedeutung eines Verhaltens bezieht sich somit auf die Funktion oder den Zweck, den das Verhalten als Unterplan in einem übergeordneten Lebensplan erfüllt.

Einige Wissenschaftler untersuchten die psychosozialen familiären Faktoren allergischer Krankheiten. Sie beobachteten die ganze Familie, da sie davon überzeugt waren, daß die Familie in das Krankheitsgeschehen des Patienten mit einbezogen werden müsse. Sie schlugen vor, den allergischen Patienten und die Reaktionen der Familie jeweils getrennt und zusammen zu betrachten. Der Allergiker, sei es nun ein Erwachsener oder ein Kind, hat einen ganz bestimmten Anteil an seiner Krankheit und seiner Genesung. Die anderen Familienmitglieder üben jedoch ebenfalls einen Einfluß darauf aus. Beziehungen zwischen dem Patienten und der Familie können sowohl die Therapieerfolge als auch die Symptomatik und den Krankheitsverlauf beeinflussen. Der Therapeut muß die einzelnen Familienmitglieder individuell berücksichtigen und die Rolle beurteilen, die sie in den Beziehungen zu dem Patienten spielen. Ebenso wie die Allergene, denen der Patient ausgesetzt ist, muß der Therapeut auch die anderen Umweltsituationen bestimmen, die den Patienten beeinflussen.

Medikamentöse Therapie des Heuschnupfens

Bevor man die Ursachen des Heuschnupfens erkannt hatte, wurden die verschiedensten therapeutischen Versuche unternommen, ohne daß durchschlagende Erfolge erzielt werden konnten. Einige der früher gebräuchlichsten Behandlungsmethoden seien hier angeführt: Von der Medicina crudelis, die mit Blasenpflastern, Blutentziehung, Schröpfköpfen und Abführmitteln arbeitete, führte den Kranken der Weg später in die Hand der Chirurgen und Rhinologen, welche örtliche Nasenoperationen mit Ätzung, Schneideschlinge, Hammer und Meißel ausführten; hygienisch-diätetische Behandlungsmethoden fehlen natürlich nicht in dieser Reihe; es wurden Nahrungsbeschränkungen empfohlen, Bäder, Ortswechsel usw. Aus dem eigentlichen Arzneischatz wurden verwendet: die Roborantien Chinin und Eisen, Chinawein, Arsen und Atoxyl; von Nervenmitteln sei erwähnt Jodkali, von krampflösenden Mitteln Atropin, Codein, Morphin, Kokain, Chloralhydrat; außer unzähligen Geheimmitteln wurden verabreicht Cumarin, Gelsemium, Natrium salicylicium, Aspirin, Mixtura solvens, Seale und andere. Im folgenden sollen kurz die wichtigsten heute üblichen organ-medizinischen Therapien aufgezählt werden. Aber zuerst der »Placebo-Effekt«, der allen zugrunde liegt.

Der Placebo-Effekt

Seit einigen Jahrzehnten ist bekannt, daß die Wirksamkeit vieler Prozeduren auf dem »Placebo-Effekt« beruht. Wahrscheinlich ist das Placebo das am häufigsten, oft unbewußt, eingesetzte Heilmittel des Arztes. Vielen Patienten imponieren außerordentlich lange Pillen durch ihre Größe, besonders kleine durch ihren Wirkungsgehalt.

Eine Injektion wird für wirksamer gehalten als etwas, das durch den Mund eingenommen wird; vermutlich ist die Anwesenheit der Schwester oder des Arztes bei der Injektion eine wichtige Komponente des psychologischen Effektes. Übrigens spielt auch bei hochwirksamen Medikamenten, sogar bei Operationen, der Placebo-Effekt eine wichtige Rolle, und gerade bei Heuschnupfen hat man therapeutische Erfolge mit Placebos erzielt, d. h. durch den suggestiven Effekt von Substanzen, die keine nachweisbare Wirkung haben. Man sagt, daß der Effekt der meisten Behandlungen bei Allergien einzig und allein psychologischen Faktoren zu verdanken sei. Ein berühmter Therapeut arbeitete vor allem mit seinem Charisma, seiner suggestiven Ausstrahlung, seinem Ruf und konnte damit, laut eigener Aussage, bei 20 % seiner Patienten Erfolge erzielen. Viele Patienten schrieben diesen Erfolg der ersten Behandlung zu, wo er doch, wie er meinte, überhaupt nicht behandelt oder Medikamente verschrieben habe. Bei weiteren 150 Patienten verschrieb er statt des verlangten Adrenalins oder Ephedrins Vitamintabletten oder ein reines Placebopräparat, und es war für ihn sehr erstaunlich, den hohen Prozentsatz von Besserungen zu registrieren [36].

Mit der Gasmaske gegen Heuschnupfen

Den Zug – gemeint ist natürlich der Zugwind –, nasse Füße, eine jähe Verkühlung oder den boshaften Nachbarn, der ihn uns »aufgehängt« hat, pflegt man gemeinhin für einen handfesten Katarrh verantwortlich zu machen. Christian Morgenstern personifizierte ihn sogar: »Ein Schnupfen hockt auf der Terrasse, / auf daß er sich ein Opfer fasse – / und stürzt alsbald mit großem Grimm / auf einen Menschen namens Schrimm. / Paul Schrimm erwidert prompt: ›Pitschü!‹ / und hat ihn drauf bis Montag früh.«

Nur müdes Lächeln freilich entlockt dieses Gedicht jenen, die alljährlich vom Heuschnupfen geplagt sind. Dieser nämlich währt nicht neun Tage – drei ist er im Anzug, drei in Hochform und drei im Abzug, wie es der Volksmund weiß –, sondern drei Monate im ärgsten Falle. Mit den ersten sich lieblich entfaltenden Gänseblümchen fängt er an, mit der letzten Heumahd hört er auf. Laut Knaurs Gesundheitslexikon, Jahrgang 1930, ist dieser Schnupfen, auch Heufieber genannt, nämlich weder auf Verkühlung noch auf Bakterien zurückzuführen, vielmehr auf den Blütenstaub gewisser Gräser, Blumen und Nadelhölzer.

»Hatt' ein Ritter den Katarrh – / damals war'n die Mittel rar ...«, sinnierte schon Karl Valentin. Um dem Niesreiz, den tränenden Augen, dem benommenen Kopf vorzubeugen, empfahl das Lexikon die »Allergolix-Gasmaske«, welche – an die Lichtleitung angeschlossen – die blütenstaubgesättigte Luft zu staubfreier filtrierte. Im übrigen, so hieß es, bleibe nur die Wahl zwischen strengem Zimmerarrest oder, für solche, die es sich leisten könnten, der Aufenthalt auf hoher See oder auf einer grasfreien Insel wie Helgoland oder Grado.

Die Gasmaske hatte offensichtlich ihre Tücken. Und wer kann schon drei Monate auf Helgoland oder gar auf hoher See finanziell und zeitlich verkraften? Da würde ihm der Arbeitgeber was husten oder besser: niesen. Statt dessen gibt es heute den Allergietest. Experten entwickeln danach einen individuellen Pollenextrakt, der – vorbeugend injiziert – den Patienten gegen die Überempfindlichkeit abhärten kann.

Nicht immer jedoch werden die Tester fündig. Dann bleibt dem Schnupfengeplagten nur die örtliche und medikamentöse Behandlung. Laut Knaur müssen sich manche überdies auf eine »oft tagelange Arbeitsunfähigkeit« gefaßt machen. Heuschnupfenleidensgefährten überbieten sich gern darin, die kurz aufeinander folgenden Nieser zu zählen und damit auch noch zu prahlen. Ein Onkel von mir brachte es auf 83, rührte das Lenkrad nicht mehr an und begab sich mit einem Stoß Papiertaschentücher zu Bett.

Der gesteigerte Verbrauch solcher Tücher ist zwar für die Hersteller von Nutzen; dem im doppelten Sinne Verschnupften und seinen Angehörigen kann man lediglich raten, sich in Langmut zu üben. Heuer war sie besonders vonnöten, weil die nur alle paar Jahre blühenden Nadelhölzer dichte Wolken gelblichen Blütenstaubs entsandten, der sich wie feinstes Sägemehl durch

Tür- und Fensterritzen fraß und sogar dem zu Zimmerarrest Verurteilten in die Nase stieg.

Ludwig Ganghofer hat diesem Naturphänomen einen ganzen Roman gewidmet. »Waldrausch« ist er betitelt. »Das ist die Zeit der Blüte für den Wald«, heißt es dort. »Da keimt in seinen rauhen Brüsten ein zärtliches Gefühl.« In den Menschen keimt es bei Ganghofer auch. »Ob's net ebba von der Waldbluh' kommt?«, fragt die Bäuerin vom Lahneggerhof.

Dem rauschhaften Treiben des Waldes und der Bauersleut wird, so will es der Dichter, durch wolkenbruchartige Regenfälle ein Ende gesetzt. Die Regenfälle hatten wir auch und die nassen Füße dazu. Aber die letzte Heumahd steht noch aus.

Karin Friedrich

Pollenvermeidung (Karenz) und Pollenvorbeugung (Expositionsprophylaxe)

Schon früher riet man reichen Allergikern zu Kreuzfahrten mit einer Yacht oder zum Besuch einer Insel im Meer, um den Pollen zu entrinnen. Auch bei Aufenthalt im Zentrum großer, dichtbevölkerter Städte würden die Beschwerden nachlassen. Ähnliches sei in höheren Gebirgslagen oder bei Aufenthalt in geschlossenen Räumen zu erwarten, besonders in der Tagesmitte.

Dazu zehn Tips, wovon einige nur schwer zu verwirklichen sind:

- Meiden Sie im Frühjahr Haselsträucher, Erlen und Birken, im Sommer Wiesen und Getreidefelder, im Spätsommer bewachsenes Ödland.
- Halten Sie sich in den Monaten, in denen Ihre Beschwerden erfahrungsgemäß am stärksten sind, möglichst wenig im Freien auf. Vermeiden Sie Ausflüge in den Vormittagsstunden, vor allem an sonnigen, trockenen und windigen Tagen.

- Meiden Sie beim Aufenthalt im Freien vor allem die offene Landschaft. Nutzen Sie für Spaziergänge vielmehr den Laubwald, der den Blütenstaub der Luft weitgehend abfiltert.
- Planen Sie Ihren Urlaub in der Zeit der stärksten Heuschnupfenbeschwerden.
- Verbringen Sie ihn dann am besten am Meer oder im Gebirge.
- Schlafen Sie nach Möglichkeit bei geschlossenen Fenstern, oder öffnen Sie diese nur zwischen 22.00 Uhr abends und 4.00 Uhr morgens.
- Schalten Sie beim Autofahren die Lüftung aus, und halten Sie die Fenster geschlossen.
- Betreiben Sie in der Zeit Ihrer Heuschnupfenbeschwerden Sport nach Möglichkeit nur in geschlossenen Räumen wie Turnhallen etc.
- Mähen Sie in der Zeit Ihrer Beschwerden den Rasen nicht selbst.
- Vermeiden Sie während der Zeit Ihres Heuschnupfens den Kontakt mit Staub. Halten Sie sich soweit wie möglich von Haustieren fern.
- Versuchen Sie nicht jahrelang, die Beschwerden vergeblich nur mit Medikamenten zu bekämpfen.

Da eine umfassende Allergenkarenz kaum erreicht werden kann, bemühen sich die Allergologen seit Jahrzehnten um eine Herabsetzung der übermäßigen Sensibilität bei den betroffenen Patienten.

Die Hyposensibilisierung des Organismus

Jedes Jahr im Herbst beginnen Tausende von Ärzten auf der ganzen Welt Millionen von Heuschnupfenkranken zu hyposensibilisieren.

Diese klassische Behandlungsmethode der Allergologen gibt es nicht nur für Heuschnupfenkranke. Auch Patienten mit Asthma, Nesselfieber oder Magen-Darm-

Allergien können auf diese Weise organisch behandelt werden. Besondere Aufmerksamkeit ist der Wespenstich-Allergie (Bienengift) zu widmen, da sie lebensbedrohend sein kann. Auch hier ist eine Hyposensibilisierung möglich.

Mit den folgenden Ausführungen soll versucht werden, einige wichtige Probleme dieser komplizierten und in manchen Punkten auch wissenschaftlich noch umstrittenen Behandlungsform darzulegen.

Die Beseitigung der Überempfindlichkeit (Desensibilisierung), zumindest aber ihre Herabsetzung (Hyposensibilisierung) ist das therapeutische Ziel der Allergologen, besonders dann, wenn die bereits erwähnten Tips zur Allergenkarenz als Behandlungsmethode überhaupt nicht oder nur unter größten Schwierigkeiten gelingen. Voraussetzung für eine Hyposensibilisierungsbehandlung ist natürlich eine genaue Allergenfeststellung, da das Prinzip dieser Behandlung in der kontrollierten Zufuhr steigender Mengen an Allergenen (z. B. Pollen) besteht.

Bei der Hyposensibilisierung wird eine immunologische Umstimmung des Patienten durch Änderung der Antikörperbildung angestrebt, im Endeffekt also eine bessere Verträglichkeit unvermeidlicher Allergene. Im günstigsten Falle bleiben dann die vorher aufgetretenen allergischen Symptome völlig aus, zumindest wird aber damit gerechnet, daß sie an Stärke deutlich nachlassen. Theoretisch gibt es dafür verschiedene Erklärungen. Traditionell ist die Annahme, daß sogenannte »blockierende Antikörper« gebildet werden. Spontan aufgenommene Pollenallergene, die in erhöhtem Maße die IgE-Produktion veranlassen, könnten z. B. durch solche »blockierenden Antikörper« aus der IgG-Klasse neutralisiert werden, ehe allergische Reaktionen in Gang kommen. Andererseits rechnet man mit einer Verminderung der IgE-Produktion bis hin zur Erschöpfung derselben. Leichter verständlich ist die Förderung der Produktion von Anti-IgE. Derartige komplizierte, wahrscheinlich voneinander abhängige Prozesse werden gegenwärtig diskutiert und im Labor überprüft.

Bei einer Pollenallergie soll die Behandlung in der allergenfreien Zeit, also präsaisonal, erfolgen. Wöchentlich wird eine intrakutane (unter die Haut gehende) Injektion verabreicht. In der zweiten Behandlungssaison kann dann während der Saison weiterbehandelt werden. Dabei werden die Dosen reduziert. Voraussetzung ist, daß alle Injektionen gut und ohne Schockfragmente vertragen worden sind. Denn bei der Hyposensibilisierung findet ja eine Konfrontation des Patienten mit seinem spezifischen Allergen statt. Es besteht deshalb das Risiko unerwünschter überschießender lokaler und sogar allgemeiner Krankheitsreaktionen.

Für die Behandlung rechnet man mit mindestens drei Jahren. Die Erfolgsquote liegt nach optimistischen Schätzungen der Ärzte bei 60–90%.

Tropfen werden bei der Hyposensibilisierung vor allem an Kinder verabreicht, weil sie häufig Angst vor Spritzen haben.

Für Erwachsene ist die Behandlung mit Tropfen in besonders schwierigen Fällen erforderlich, zumal bei bestimmten Krankheiten, die etwa durch Allergene in Nahrungsmitteln ausgelöst wurden. Eine derartige Behandlung sollte besonders bei Erwachsenen nur durchgeführt werden, wenn mittels entsprechender Voruntersuchungen sichergestellt wurde, daß die Allergene aus dem Magen-Darm-Bereich auch in das Blut gelangen.

Da der Patient diejenigen Substanzen verabreicht bekommt, die ihn normalerweise krank machen, kann man nicht sagen, daß die Behandlung ungefährlich sei. Wichtig ist, daß der Patient sich nach der Injektion mindestens noch 30 Minuten in der Praxis des Arztes aufhält. Während dieser Zeit kann eine allergische Sofortreaktion eintreten.

Hat der Patient nach dieser Zeit deutliche Reaktionen, sollte er bei der nächsten Injektion den Arzt entsprechend informieren, damit die Dosis nicht gesteigert wird.

Bei der Hyposensibilisierung durch Spritzen kommt es häufig zu einer kleinen Gewebeverhärtung an der Einstichstelle. Diese Verhärtungen bauen sich manchmal erst nach mehreren Jahren ab. Als unspezifische Nebenreaktionen müssen Müdigkeit, Nervosität, Leibschmerzen, Hautblässe und Kopfschmerzen genannt werden. Bei der Behandlung mit Tropfen treten als Nebenwirkungen allgemeines Unwohlsein, Magenbeschwerden oder Juckreiz auf.

Vorbeugende Medikamente

Ein Wirkstoff, der bei der Vorbeugung hinsichtlich allergischer Nasenprobleme eine wichtige Rolle spielt, heißt Dinatriumcromoglicicum = DNCG.

DNCG greift in den allergischen Reaktionsmechanismus ein. Durch Stabilisierung der Mastzellenmembran wird verhindert, daß die Mastzellen degranulieren und z. B. Histamin freigesetzt wird.

Bei einer bestehenden Allergie tritt die Wirkung von DNCG nicht sofort bei einmaliger Einnahme ein. Darum hilft diese Substanz auch nicht unmittelbar bei einer plötzlich auftretenden Heuschnupfenattacke oder einem Asthmaanfall, sondern wirkt erst nach längerer Einnahme von etwa 100 oder mehr Einzelgaben.

Cortison und verwandte Verbindungen (Corticoide)

Das Cortison gehört zu einer Gruppe von Hormonen, die von der Nebennierenrinde gebildet werden. Seine Aufgabe besteht im menschlichen Körper darin, den Mineral- und Wasserhaushalt zu regulieren und bei entzündlichen Reaktionen für ein möglichst rasches Abklingen der durch die Entzündung bedingten Gewebsveränderungen zu sorgen.

Diese letztere Eigenschaft des Cortisons hat man sich bei der Behandlung zahlreicher, insbesondere chronisch verlaufender Krankheiten zunutze gemacht, um sie in ihrem mehr oder weniger dramatischen Verlauf aufzuhalten oder um bleibende Schäden als Folge chronischer Entzündungen hintanzuhalten.

Vom akuten Kreislaufschock beim Herzinfarkt über den allergischen Schock, von Vergiftungen bis hin zu längerdauernden Erkrankungen wie z. B. der Tuberkulose, dem Rheumatismus und natürlich den akut oder langfristig bestehenden allergischen Erkrankungen (z. B. Heuschnupfen, Asthma bronchiale, Hauterkrankungen) sowie Darmerkrankungen, seien sie allergischen oder nicht allergischen Ursprungs, wird das Cortison in Verbindung mit anderen Medikamenten in der Behandlung eingesetzt.

Bei schweren Krankheitserscheinungen läßt es sich oft nicht vermeiden, Cortison bzw. Medikamente, die sich vom Cortison herleiten, zu geben. Dadurch wird der Schockentstehung sowie Schockfragmenten entgegengewirkt.

In den letzten Jahren wurden Depotcorticoide zur Behandlung des Heuschnupfens eingeführt. Die Wirkungsdauer beträgt drei bis sechs Wochen, so daß man die Saison eines unkomplizierten Heuschnupfens mit einer einzigen intramuskulären Injektion überbrücken kann. Man muß jedoch bei längerdauernder Anwendung mit Nebenwirkungen und Gefahren rechnen. Außerdem läßt die Wirksamkeit von Injektion zu Injektion allmählich nach. Man sollte daher versuchen, wenn überhaupt, nur mit einer Injektion pro Saison auszukommen.

Bei Heuschnupfen sollen Corticoide erst nach Ausschöpfung sämtlicher anderer Möglichkeiten eingesetzt werden.

Wichtigste Nebenwirkungen

- Cushingsyndrom (Vollmondgesicht, Fettsucht)
- Wasserretention (Beinödeme, Schwellungen, Gewichtszunahme)
- Hirsutismus (übermäßig starker Haarwuchs bei Frauen), Striae (Dehnungsstreifen in der Haut, Schwangerschaftsstreifen), Steroid-Akne
- Amenorrhöe (Ausbleiben der Menstruation), Menstruationsstörungen
- Blutdruckanstieg
- Verborgene Zuckerkrankheit kann zum Ausbruch kommen
- Osteoporose (Knochenbrüchigkeit)
- Hautatrophie und oberflächliche Blutungen
- Wachstumsstörung (Kindesalter)

Antihistaminica

Für eine symptomunterdrückende Therapie eignen sich u. a. Antihistaminica, das sind Substanzen verschiedener chemischer Struktur, denen eine Wirkung gemeinsam ist: die Histaminrezeptoren zu blockieren. Dadurch bleiben die Symptome einer Antigen-Antikörper-Reaktion und der damit verbundenen Histaminfreisetzung aus.

Ein wesentlicher Nachteil aller Antihistaminica ist ihr sedierender Effekt. Sie wirken auf das Zentralnervensystem; der Patient wird müde, und die Reflexzeit wird verlängert.

Wenn man Antihistaminica einnimmt, sollte man auf jeden Fall vermeiden, Alkohol zu trinken, da beide zusammen die Müdigkeit noch verstärken können. Aufgrund der möglichen Müdigkeit sollte man auch einige Stunden nach einer Tabletteneinnahme nicht Auto fahren oder etwas tun, was die volle Aufmerksamkeit verlangt. Manche Menschen klagen auch über Trockenheit im Mund oder Durst, wenn sie Antihistaminica nehmen.

Schleimhautabschwellende Arzneimittel

Als eine unterstützende Behandlung in der Therapie des Heuschnupfens zur raschen Eindämmung der Beschwerden werden Mittel mit schleimhautabschwellender Wirkung in Form von Nasentropfen, Sprays, Gel, Salben, Dosieraerosolen und Dosiergel eingesetzt. Alle diese Substanzen mit schleimhautabschwellender Wirkung dürfen nur kurzfristig, d. h. drei bis zehn Tage, und so wenig wie möglich während des Tages (zwei- bis viermal) angewandt werden. Bei langanhaltendem Gebrauch kann es zu einer Schädigung der Schleimhaut kommen. Ein Gebrauch von Nasentropfen über mehr als zwei bis drei Wochen ist in jedem Fall nicht zu verantworten.

Besonders zurückhaltend und sparsam soll man bei der Anwendung von Nasentropfen bei Säuglingen und Kleinkindern sein (Kollapsgefahr).

Die Nasensprays sind aus folgendem Grund gefährlich: Kurz nach ihrer Anwendung führt der darin enthaltene Wirkstoff zu einer Abschwellung der Nasenschleimhaut. Man fühlt sich vorübergehend besser und kann leichter durch die Nase atmen. Der Körper neigt jedoch kurz darauf zu einer Reaktion, die die Wirkung der Arznei nicht nur aufhebt, sondern ihr vielmehr mit einer starken Schwellung und einer noch stärkeren Verstopfung als zuvor entgegenwirkt.

Sobald dieses unangenehme Gefühl der Verstopfung wiederkommt, wird man natürlich erneut zu den Nasentropfen greifen – und so beginnt der Teufelskreis. Das Medikament wird bald seine abschwellende Wirkung verlieren, und die Schleimhaut bleibt letzten Endes ständig geschwollen und trocknet aus, was genauso schlimm ist. In beiden Fällen geht die Schutzwirkung der auf der Auskleidung sitzenden Härchen verloren, die Schleimschicht trocknet aus, und das Innere der Nase verfügt nun über keinerlei Möglichkeiten mehr, Pollen, Schmutzpartikel oder schädliche Gase, Viren und Bakterien, die hineingelangen, abzuwehren. Als Ergebnis davon ist die Nase noch stärker gereizt und anfälliger für Infektionen und Heuschnupfen. Das Niesen, die Verstopfung und die Beschwerden werden chronisch.

Kalzium

Die Wirksamkeit des Kalziums bei allergischen Reaktionen ist immer noch umstritten. Die meisten Autoren behaupten, daß Kalzium den Juckreiz zu lindern vermag. Es handelt sich aber um einen reinen Placebo-Effekt. Bei intravenöser Gabe können sich sogar allergische und speziell Schockreaktionen durch Kalzium eher verstärken. Andere Autoren wiederum versuchen, die antiallergische Wirksamkeit des Kalziums nachzuweisen, indem sie betonen, daß Kalzium die Freisetzung von Histamin aus der Zelle verhindert [52].

Psychotherapie

Die psychotherapeutische Fachliteratur weist seit Jahrzehnten in unübersehbarer Zahl Veröffentlichungen über Heilungserfolge bei allergischen Krankheiten auf. Gerade das Asthma bronchiale wird als Paradestück psychotherapeutischer Erfolge immer wieder angeführt. Über Therapieerfolge beim Heuschnupfen wird wenig berichtet; das liegt wohl u. a. daran, daß der Heuschnupfen als psychosomatischer und psychotherapeutischer Gegenstand bisher zu selten Beachtung fand. Auch für den Heuschnupfen gilt: Oft gelingt es erst nach Ausschaltung der Konfliktsituation bzw. durch Änderung der seelischen Daseinsbedingungen, die betreffende allergische Erkrankung zur Ausheilung zu bringen.

Die organ-medizinische Hypo- oder Desensibilisierung als einzige ursächliche Therapie zu bezeichnen ist unter streng wissenschaftlichen Kriterien nicht korrekt, wenn die psychotherapeutischen Erfolge mitberücksichtigt werden. Außerdem spielt der Suggestiv- und Placebo-Effekt bei der Hypo- und Desensibilisierungsbehandlung eine nicht zu unterschätzende Rolle. Ferner ist mit dieser organischen Behandlung kein 100%iger Erfolg zu erreichen. Psychoanalyse, Hypnose, Verhaltenstherapie usw. auf der einen, spezifische Desensibilisierung auf der anderen Seite können beide, jede für sich, sehr erfolgreich sein und darum einen Schluß auf mannigfache Ursachen nahelegen.

Psychoanalyse

In der klassischen Form der Psychoanalyse finden die Sitzungen vier- bis fünfmal (ursprünglich sogar sechsmal) pro Woche statt. Der Patient ruht auf der Couch, der Therapeut sitzt außerhalb seines Gesichtsfeldes hinter oder neben ihm. Diese Anordnung beruht auf der Erfahrung, daß der Patient im Liegen besser entspannt ist und seine Aufmerksamkeit stärker sich selbst zuwendet; außerdem fördert sie das therapeutisch notwendige Zurückgehen auf frühere kindliche Gedanken und Gefühle. Wenn die Psychoanalyse einmal begonnen hat, dann wird alles, was sich in der therapeutischen Beziehung abspielt, einem psychologischen Verständnis zugeführt. Ursprünglich hatte die Deutung der Träume des Patienten einen herausragenden Stellenwert. Hier ist aber eine gewisse Wandlung eingetreten. Man fordert heute den Patienten nicht mehr besonders auf, Träume zu berichten, und auch nicht, sie aufzuschreiben. Sie sind Material wie alles andere auch. Die Triebkräfte sind im Traum besser faßbar, und die Zensur des Gewissens-Überichs scheint im Schlaf deutlich herabgesetzt. Berichtet der Patient seinen Traum, so geht man nach dem vor, was ihm dazu einfällt. Das Konzept vom Widerstand ist eines der wichtigsten der Psychoanalyse. Eine der bekanntesten Widerstandsformen ist das sogenannte Agieren. In der Analyse, bei der das Instrument der Therapie das Aussprechen ist, wird jedes Handeln des Patienten als ein erheblicher Störfaktor, als Widerstand wirken. Die Tatsache, daß sich fast in jedem Patienten die Tendenz findet, Vergangenes eher zu wiederholen (agieren) als zu erinnern, ließ Freud den Begriff des »Wiederholungszwangs« prägen. In der Entwicklung der Psychoanalyse wurde schon früh sichtbar, daß die Deutung des Widerstandes, überhaupt des Unbewußten, nicht ausreicht, sondern daß ein unermüdliches »Durcharbeiten« notwendig ist. Daß ein unbewußtes Problem durch eine einmalige Deutung schlagartig gelöst wird, ist eine ausgesprochene Seltenheit. Als stärksten Widerstand gegen die Behandlung hatte Freud die »Übertragung« bezeichnet. Das Wesentliche an der Übertragung ist die Erfahrung von Gefühlen gegenüber einer Person, die dieser Person nicht eigentlich gelten und die sich offensichtlich auf eine andere Person beziehen. Gewöhnlich wird auf eine gegenwärtige

Person so reagiert, als ob es sich um eine Person aus der (kindlichen) Vergangenheit handele. Übertragung ist eine Wiederbelebung der Vergangenheit. Die eigenen unbewußten und auch bewußten Reaktionen des Therapeuten werden als »Gegenübertragung« bezeichnet. Sie können nie isoliert von den Übertragungsreaktionen des Patienten gesehen werden, sie haben große diagnostische und therapeutische Bedeutung.

Neben der klassischen Psychoanalyse gibt es Abänderungen in den psychoanalytisch orientierten Therapien und in der Kurzpsychotherapie.

Ein Psychotherapeut veröffentlichte Fallberichte von drei Patienten mit schwerstem Heufieber, die er nur psychoanalytisch behandelte. Der erste von ihnen war bei der Nachuntersuchung im dritten Jahr frei von Heuschnupfen, der zweite im zweiten Jahr und der dritte im ersten Jahr. Bei dem letzten lag das psychoneurotische Moment klar auf der Hand. Die betreffende Patientin bekam in ihrem 22. Lebensjahr zum ersten Mal Heuschnupfen, nachdem sie ein Jahr vorher einen heuschnupfenkranken Mann, der wegen seines Leidens eine dunkle Brille trug, verspottet und bald darauf Gewissensbisse deswegen bekommen hatte. Bei der ersten darauffolgenden Blüte bekam sie selbst Heuschnupfen, der sie zehn Jahre plagte, bis sie sich zur Psychotherapie entschloß. Weitere psychoanalytisch behandelte Heuschnupfenfälle wurden in den vorhergehenden Kapiteln besprochen.

Hypnose

Das Wesentliche an der Hypnose ist der vor allem auf den Hypnotiseur eingeengte Bewußtseinszustand sowie die unterschiedlich starke Senkung des Bewußtseins, die mit einer erhöhten Suggestibilität einhergeht. Mit diesen Bewußtseinsveränderungen kommt es zu einer Regression, einem Zurückschreiten in frühere (kindliche) Entwicklungsstufen mit Wiederherstellung von Verhaltensweisen, die diesen Perioden angehören. Bedeutsam für das Gelingen der Hypnose ist eine positive gefühlsmäßige Beziehung zwischen dem Hypnotiseur und dem Hypnotisanden. Unter ihrem Einfluß nimmt die Neigung zur Identifikation mit dem Therapeuten stark zu, wodurch die suggerierten Vorstellungen eher angenommen werden. Therapeutische Suggestionen werden schon in leichter Hypnose mitunter besser angenommen und realisiert als in der tiefen Hypnose. Ist Ruhe, Entspannung und Erholung erreicht worden, so bietet der Patient, äußerlich betrachtet, den Anblick eines ruhig Schlafenden. In Wirklichkeit handelt es sich dabei um einen Ruhezustand, in dem eine gesteigerte Suggestibilität besteht. Alle kontrollierbaren Körperfunktionen zeigen eine gelöste Mittelstellung. Die willkürliche Körpermuskulatur ist entspannt (Schweregefühl). Die oberflächlichen Hautgefäße sind ebenfalls entspannt, erweitert und stärker durchblutet (Wärmegefühl). Die Atmung ist nach anfänglicher Unruhe- und Angstbeschleunigung ruhig und regelmäßig, ebenso der Herzschlag. Bei speziellen Krankheitssymptomen wird die hypnotische Beeinflussung durch gezielte Suggestion in die gewünschte Richtung weiter fortgesetzt und ausgebaut. Die Reichweite dieser gezielten hypnotischen Suggestion ist, entsprechend der ganzheitlichen Wirkungsweise der Suggestion, außerordentlich groß und erstreckt sich oft auf die gesamten vegetativen Regulationen innerer Organsysteme.

Die hypnotische Heilwirkung ist häufig nur zeitlich begrenzt; sie führt aber bei geeigneten Patienten auch zu längerer Symptomfreiheit.

Man konnte eine 27jährige Patientin, die an Heuschnupfen und Heuasthma litt, durch Hypnose beschwerdefrei machen. Kratztests hatten ergeben, daß die Patientin allergisch war gegen Pollen von Gräsern, Bäumen und Frühlingsblumen; sie hatte sich elf Jahre lang Jahr für Jahr einer Pollendesensibilisierungsbehandlung unterzogen; der Erfolg war jedoch nur mäßig. Von April bis Juni, also während der Belastungsperiode durch Pollenallergene, wurde die Patientin zweimal wöchentlich 30 Minuten lang durch folgende hypnotische Suggestionen behandelt: »Dieses Jahr werden Sie weder Asthma noch Heufieber haben«, »Dieses Jahr werden Sie keine Schwierigkeiten mit Ihrer Atmung haben, weder in der Nacht noch während des Tages«, »In diesem Jahr werden Sie keine verstopfte Nase haben, Ihre Augen werden nicht tränen, und Sie werden keine Niesattacken haben« usw. Man suggerierte ihr auch, die Hauttests würden bei der nächsten Wiederholung negativ ausfallen. Erstaunlicherweise blieb die Patientin erstmalig beschwerdefrei, obwohl sie den Allergenen ausgesetzt war. Auch die auf bestimmte Pollen positiven Hautreaktionen am Arm wurden mit jeder Behandlungswoche schwächer und schließlich am ganzen Körper negativ. Ein nach zehn Wochen vorgenommener Prausnitz-Küstner-Versuch führte jedoch zu positiven Reaktionen. Es waren also bei der Patientin nach wie vor spezifische Antikörper vorhanden. Daraus geht hervor, daß durch die Hypnosetherapie lediglich die Organreaktionen beeinflußt werden. Wenn auch den meisten Forschern bekannt war, daß die allergische Reaktionsschwelle parallel zur emotionalen Spannung steigt und fällt, was durch zahlreiche experimentelle Gefäßuntersuchungen bestätigt wurde, so ist doch die Beseitigung positiver Kratzreaktionen mittels einer rein psychologischen Methode bisher ohne Beispiel [34].

Bereits 1925 berichtete ein Therapeut von einem Patienten mit Heuschnupfen, bei dem er in einer einzigen Hypnosesitzung die Symptome beseitigte. Er konnte den Patienten zehn Jahre lang kontrollieren, der immer wieder versicherte, es sei ihm in der Hypnose so ruhig zumute gewesen wie seinerzeit, als er von seiner Mutter in den Schlaf gesungen wurde. Es scheint also, daß hier eine Bestätigung für die Tatsache vorliegt, daß eine Hypnose um so wirkungsvoller ist, je mehr sie Reaktionsformen der Kindheit, vor allem Vater- und Mutterbindungen, wachzurufen vermag.

Eine 29jährige Hausfrau klagte seit ihrer Kindheit über jedes Jahr wiederkehrenden Heuschnupfen. Sie wurde bereits im Frühjahr vorbeugend mit langdauernden Ruhehypnosen behandelt, um eine nervliche Umstimmung zu erzielen. Der Erfolg war nachhaltig, denn in fünf Jahren Nachbeobachtungszeit stellten sich nach ihren Angaben keinerlei Erscheinungen eines Heuschnupfens mehr ein. Der hypnotische Zustand kann überall dort bei der Behandlung allergischer Krankheiten heilsam oder bessernd wirken, wo es gilt, die Reizschwelle für die krankmachende Wirksamkeit eines Allergens heraufzusetzen [25].

Die vornehmliche Suggestivtherapie in der Hypnose hat jedoch noch eine andere Bedeutung. Der Hypnotisierte erlebt auch ein Gefühl der Geborgenheit, das therapeutisch bedeutsam sein kann.

Autogenes Training

Das autogene Training ist das klassische Beispiel einer psychotherapeutischen Methode, bei der sich Selbstsuggestion und Übung zu einer Einheit verbinden. Diese Methode wurde auf der Grundlage von Selbsterfahrungen hypnotisierter Personen entwickelt und zu einer konzentrativen Selbstentspannungstechnik ausgebaut. Die Selbstentspannung des autogenen Trainings hat den Sinn, mit genau vorgeschriebenen Übungen sich immer mehr innerlich zu lösen und zu versenken und so eine von innen kommende Umschaltung des gesamten Organismus zu erreichen. Dabei kann grundsätzlich alles aus eigener Leistung erzielt werden, was auch in der Hypnose hinsichtlich Entspannung und Versenkung erreicht wird.

Liegen, Droschkenkutscherhaltung oder passive Sitzhaltung in einem bequemen Lehnsessel erleichtern bzw.

ermöglichen die konzentrative Selbstentspannung und -versenkung. Das autogene Training hat einen sechsstufigen Übungsaufbau.

1. *Schwereübung:*
Sie dient der Muskelentspannung, die vom Patienten als schwer empfunden wird. Die Übung erstreckt sich meist zuerst auf den rechten Arm und geht gewöhnlich im weiteren Übungsverlauf auf den übrigen Körper über, wobei die suggestive Formel dem jeweiligen Übungsstand angepaßt wird. Sie lautet: »Der rechte (linke) Arm ist ganz schwer.«
2. *Wärmeübung:*
Wenn man gelernt hat, durch den Gedanken »Ich bin ganz schwer« die Muskeln zu entspannen, dann wird man angeleitet, auf die gleiche Art und Weise Wärme in den Gliedern zu empfinden. Bei der Wärmeübung erweitern sich die Blutgefäße; sie dient der Blutgefäßentspannung.
3. *Herzübung:*
Sie dient zur selbsttätigen Beeinflussung der Herztätigkeit, insbesondere des Herzrhythmus.
4. *Atemübung:*
Der Patient lernt, nicht bewußt und gewollt zu atmen, sondern sich dem Atemstrom zu überlassen. Die Formel heißt »Es atmet mich«; sie drückt deutlich das entsprechende Körperempfinden aus.
5. *Sonnengeflechtübung:*
Im oberen Bauchraum befindet sich ein Nervensystem, das für die Durchblutung der inneren Organe Magen, Darm, Leber und Nieren, aber auch für das Zwerchfell und damit für die Atmung große Bedeutung hat: das Sonnengeflecht (Plexus solaris).
6. *Kopfübung (Stirnkühleübung):*
Auf dem Umweg über die Stirnkühle wird eine weitere Ruhigstellung der psychischen Funktionen angestrebt.

Nach intensivem Training genügt meist eine kurze Konzentration auf eine bestimmte Übung, um die gewünschte Reaktion hervorzurufen. Es handelt sich hier ganz offensichtlich um Lernprozesse.

Eine regelmäßige persönliche Erweiterung und inhaltliche Bereicherung des autogenen Trainings ist die »formelhafte Vorsatzbildung«. Sie spielt die gleiche Rolle wie die posthypnotischen Aufträge in der Hypnose. Man empfiehlt beim allergischen Schnupfen mit geschwollenen Schleimhäuten und wäßriger Absonderung die Formel:

»Die Nase ist ganz ruhig, trocken und kühl« oder
»Die Nase ist ganz kühl und frei« oder
»Die Nase ist ganz ruhig, kühl und reizfrei«.

Einige Patienten berichteten gute, andere nur geringe Wirkung. Ein 45jähriger Studienrat schrieb: Am zuverlässigsten und schnellsten hilft mir beim Heuschnupfen ein abschwellendes Spray; wenn ich aber keines zur Hand habe, kann ich nach fünf Minuten autogenen Trainings die Nase zuverlässig abschwellen lassen mit der bloßen Formel: »Die Nase ist kühl und frei.«

Wenn bei allergischen Erkrankungen, sei es durch psychodiagnostische Klärung und Beseitigung einer psychischen Konfliktsituation oder durch aktive Psychotherapie in Form von Ruhehypnosen und autogenem Training, eine therapeutische Wirkung erzielt wurde, so ist das auch zu erklären als eine Normalisierung der möglicherweise psychisch bedingten vegetativen Störung, die der Allergeninvasion oder der Ansprechbarkeit von Organ und Gewebe auf die Reizstoffe einer Antigen-Antikörper-Reaktion förderlich war. Daher ist es im Einzelfall auch bei nicht offensichtlicher psychischer Ursache möglich, durch entsprechende aktive psychotherapeutische Maßnahmen das vegetative Nervensystem und damit die von dort ausgehende krankhafte Entwicklung der allergischen Krankheit günstig zu beeinflussen [26].

Verhaltenstherapie

Unter Verhaltenstherapie werden alle jene Therapieformen verstanden, die sich an den Ergebnissen der Lernforschung orientieren. Die therapeutischen Maßnahmen zielen darauf ab, einen Lernprozeß einzuleiten, durch den eine Veränderung des als gestört definierten Verhaltens oder körperlichen Zustands angestrebt wird. Verhaltenstherapeutische Verfahren kommen dann zum Einsatz, wenn die Annahme begründet erscheint, daß die Störung auf unerwünschte oder fehlende Lernprozesse zurückzuführen ist oder durch sie aufrechterhalten wird. In der Lernforschung wird unterschieden zwischen offenem, direkt beobachtbarem und verdecktem, nur indirekt mittels apparativer Techniken zu beobachtendem Verhalten. Zum letzteren gehört neben dem emotionalen und kognitiven Verhalten auch das Verhalten der gestörten Organe und Organsysteme. Es wird angenommen, daß verdecktes Verhalten den gleichen Gesetzmäßigkeiten unterliegt wie offenes Verhalten, daß somit auch die Lerngesetze angewendet werden können, um verdecktes Verhalten zu beeinflussen. Die systematische Desensibilisierung ist ein wirksames Verfahren der Verhaltenstherapie zur Behandlung von Ängsten.

Psychische Hyposensibilisierung

Diese Methode praktiziert der Autor in Anlehnung an die systematische Desensibilisierung, da sie für die Therapie des Heuschnupfens und des Asthma bronchiale geeignet ist:

Bei der Behandlung legt man die Annahme zugrunde, daß eine unerwünschte Reaktion und krankhaftes Verhalten gehemmt werden, wenn man sie durch Aktivitäten ersetzt, die mit diesen Reaktionen unvereinbar sind. Das für diesen Prozeß wirksame Prinzip nennt man reziproke Hemmung. Das Verfahren wird häufig zur Behandlung der Angst eingesetzt, kann aber auch zur Veränderung anderer Emotionen in Zusammenhang mit psychosomatischen Krankheiten verwendet werden. Unvereinbar mit Angst ist z. B. der Zustand von Entspannung und Ruhe. Wenn es gelingt, eine Person in Anwesenheit des ängstigenden Reizes zu entspannen, wird die Verbindung zwischen Reiz und Angstreaktion durchbrochen. Die Person wird desensibilisiert.

Die Desensibilisierung wird erreicht, indem die Person sich in vorher vereinbarten Abstufungen der ängstigenden Situation aussetzt, während sie gleichzeitig eine der Angst entgegengesetzte Tätigkeit ausführt. Die schrittweise Annäherung an die angstauslösende Situation kann entweder in der Vorstellung (in sensu) oder in der Realität (in vivo) erfolgen. Die systematische Desensibilisierung verläuft in drei Stufen. Zunächst erhalten die Patienten ein Entspannungstraining, das im Regelfall nach der von Jacobson vorgeschlagenen Methode der progressiven Muskelentspannung vorgenommen wird. Aber auch das autogene Training und die Hypnose kommen zur Anwendung. Parallel dazu wird damit begonnen, eine Angsthierarchie zu erstellen; der Patient wird aufgefordert, möglichst konkret ausgemalte Angstsituationen hinsichtlich ihres Angstwertes auf einer persönlichen Angstskala zwischen 1 und 100 zu ordnen, wobei die am stärksten ängstigende Situation den Wert 100, die am wenigsten ängstigende den Wert 1 erhält. Der Zwischenraum zwischen zwei benachbarten Angstwerten soll 10 nicht überschreiten, um eine schrittweise Angstbewältigung zu ermöglichen. Schließlich wird der Patient, nachdem er sich entspannen kann, aufgefordert, sich kurzzeitig die ängstigenden Situationen vorzustellen, möglichst ohne den Entspannungszustand zu verlieren, wobei mit der am wenigsten ängstigenden Situation begonnen wird. Der Desensibilisierung in der Vorstellung kann sich eine In-vivo-Desensibilisierung anschließen. Es ist allerdings auch möglich, In-vivo-Desensibilisierungen ohne vorausgegangene Desensibilisierung in der Vorstellung durchzuführen.

Bei Heuschnupfen und Asthma kann man die systematische Desensibilisierung erfolgreich in Kombination mit anderen verhaltenstherapeutischen Verfahren anwenden. Da verschiedene Lernprozesse für die Störung verantwortlich gemacht werden können, kommen in Abhängigkeit von den diagnostischen Ergebnissen unterschiedliche therapeutische Verfahren zum Zuge.

Neben der systematischen Desensibilisierung werden noch Selbstsicherheits- und Problemlösungstraining, Selbstkontroll- und Selbststeuerungsmethoden, Streßimmunisierungs- und Selbstverbalisationstraining sowie paradoxe Anweisungen eingesetzt.

Schließlich sei noch auf die dynamische Variante der psychischen Hyposensibilisierung des Autors hingewiesen. Bei diesem Vorgehen motiviert man den Patienten, anstatt sich im Entspannungszustand echte Lebenssituationen vorzustellen, sich jene Phantasien, Gefühle, Gedanken, Befürchtungen und Ängste auszumalen und bewußtzumachen, die mit dem Heuschnupfen und dem Asthma assoziiert sind. Im Verlaufe der Therapie entwickelt sich dann häufig eine psychoanalytische Behandlung, die auch die frühkindliche Entwicklung durcharbeitet.

Heuschnupfen und Asthma bei Kindern

Asthma- und Heuschnupfenkinder haben es schwer: Von Husten und Schnupfen geplagt, schlafen sie nachts schlecht, sind tagsüber müde, müssen oft in der Schule fehlen. Beim Turnen und Schwimmen dürfen sie nicht mitmachen, weil gerade diese körperlichen Anstrengungen einen Asthmaanfall auslösen können. Der Anfall ist dramatisch: Das Kind spürt eine Beengung seines Brustkorbs, es muß alle Muskelkräfte zu Hilfe nehmen, um die Luft unter pfeifenden Geräuschen auszupressen.

Horcht der herbeigerufene Arzt mit dem Stethoskop den aufgeblähten Brustkorb des Kindes ab, das voller Angst mit seiner Atemnot kämpft, so hört er ein verlängertes Ausatmungsgeräusch und giemende oder brummende Nebengeräusche.

Ist es wirklich nötig, daß Asthmakinder auch heute noch so viel Unangenehmes erdulden? Oder wird etwa in der Behandlung der Asthmakinder zuwenig getan, weil die fadenscheinige Hoffnung besteht, das Kind werde früher oder später aus dem Asthma herauswachsen?

Nur ein Drittel der Asthmakinder wächst tatsächlich aus dem Asthma heraus. Bei den übrigen zwei Dritteln setzt sich die Krankheit auch im Erwachsenenalter fort. Aber wer wüßte zu sagen, welches Kind sein Asthma bald wieder los sein und welches noch jahrzehntelang weiter darunter leiden wird?

Viele Ursachen – viele Therapien

Der wissenschaftliche Streit um die Ursachen erschwert die Behandlung beträchtlich. Wo so viele verschiedene Einflüsse wie beim Asthma im Spiel sind, kann die Medizin keine einheitlichen Behandlungsregeln anbieten. Vielmehr wird die Vorliebe des einzelnen Arztes für die eine oder andere Asthmaerklärung darüber bestimmen, wie er das Kind behandeln wird. Da gibt es den Allergiefan unter den Ärzten, der das Asthma auf eine allergische Reaktion zwischen einem eingeatmeten Fremdstoff (= Allergen) und einem gezielt vom Körper dagegen produzierten Abwehrstoff (= Antikörper) zurückführen will. Ein solcher Arzt wird im Blut des Kindes nach diesen Antikörpern suchen und vielleicht noch Hauttests mit Allergenen durchführen. Triumphierend wird er nach langer Detektivarbeit den Schuldigen entlarven: vielleicht Hausstaub oder Milben im Hausstaub, Haare eines Haustieres oder Pollen.

Hat nun der Arzt eine Allergie bewiesen, so ist er sich doch noch keineswegs im klaren über die Rolle, die diese Allergie spielt. Will er nämlich einer bestimmten Allergie die ganze Schuld anlasten, so erweist es sich oft, daß er bloß einen unter mehreren Mitschuldigen erwischt hat. Behandelt er jetzt, weil er Allergiefan ist, nur die Allergie, so werden seine Bemühungen wenig Früchte tragen.

Die überempfindlichen Bronchien

Die Medizin hat erkannt, daß allen Asthmakindern eine Eigenschaft gemeinsam ist: Die Schleimhaut ihrer Luftröhre und ihrer Bronchien ist überempfindlich. Woher diese Überempfindlichkeit stammt, bleibt freilich unklar. Gewiß hat dabei auch Vererbung ihre Finger im Spiel. Die Beschwerden können durch die unterschiedlichsten Reize ausgelöst werden, wenn ein Kind überempfindliche Bronchien besitzt. Kalte Luft, Nebel, Autoabgase, Zigarettenrauch, Staub, Infektionen (durch Bakterien oder Viren verursacht), körperliche Anstrengungen, ebenso Gefühlsbewegungen und eben auch Allergien: all dies kann einen Anfall auslösen.

Konsequent sollten schädliche Einflüsse in der Umgebung des Kindes ausgeschaltet werden.

Das Kinderzimmer soll zwar nicht phantasiearm, aber möglichst staubfrei sein.

Die nachfolgend angeführten Empfehlungen sollten vor allem das Kinderzimmer betreffen, eventuell auch das Wohnzimmer – also den Hauptaufenthaltsbereich des Kindes in der Wohnung:

1. Das Zimmer sollte leicht zu säubern sein und möglichst nur Möbel enthalten, die wenig Staub fangen und leicht abzuwaschen sind.
2. Federkissen und Federbetten sollten entfernt werden. (Ersatz: synthetisches Material, z. B. Schaumstoffkissen, synthetische Decken, die mindestens alle sechs Monate einer gründlichen Reinigung unterzogen werden sollten; Baumwolle nur, wenn sie wöchentlich gewaschen wird!)
3. Matratzen mit Roßhaar, Kapok o. ä. Füllmaterial sollten entfernt werden. (Ersatz: Schaumstoffmatratzen, möglichst mit Plastiküberzug.)
4. Puppen, Tierchen und anderes Spielzeug, das mit Wolle, Federn und ähnlichem gefüllt ist, sollten ebenfalls entfernt werden. Zweckmäßig ist Spielzeug mit Kunststoffüllung, abwaschbare Puppen aus Plastik, Holz oder Gummi.
5. Reine Wolle darf nicht als Decke oder Bezug verwendet werden. Teppiche sollten durch Kunststoffbeläge ersetzt werden, die täglich abgesaugt werden müssen. Kunststoff- und Holzböden sollten möglichst einmal wöchentlich feucht geputzt werden.
6. Fenstervorhänge dürfen nur aus Kunstfaser bestehen, auf Stores sollte verzichtet werden.

Außerdem sollte man folgendes bedenken: Haustiere (Hunde, Katzen, Hamster, Meerschweinchen, Vögel, Pferde usw.) dürfen im Interesse des kranken Kindes nicht gehalten werden; auch außerhalb der Wohnung soll das

Kind den Kontakt mit Tieren meiden. Angehörige sollten besonders nach Kontakt mit Tieren, gegen die das Kind überempfindlich reagiert, die Kleidung wechseln, möglichst auch die Haare waschen.

Topfblumen, die als Staubfänger, als Brutherde von Schimmelpilzen und gegebenenfalls als Pollenquellen anzusehen sind, dürfen in der Wohnung nicht aufgestellt werden. Bücher und Spielzeug müssen in abschließbaren Schränken aufbewahrt werden.

Feuchte Wandstellen müssen im ganzen Haus wegen der Gefahr der Schimmelpilzentwicklung vermieden werden. (Lüften! Evtl. Isolierungsarbeiten erforderlich!) Bei der Benutzung von Luftbefeuchtern und in klimatisierten Räumen muß besonders darauf geachtet werden.

Bei der Reinigung des Zimmers oder der Wohnung soll das Kind nicht anwesend sein.

Gefährlich ist auch das Einatmen von Tabakrauch; das heißt, daß Angehörige zu Hause wenigstens tagsüber nicht rauchen sollten. Abends muß ausgiebig gelüftet werden. Gefährlich sind auch Insektensprays, Dämpfe von frischen Farben, von Teer, Benzin sowie von flüchtigen und ätzenden Reinigungsflüssigkeiten.

Ein allergen- und staubfreies Lebensmilieu wird man mit keiner dieser Maßnahmen erreichen. Ziel ist es, die Anreicherung dieser Stoffe besonders im Kinder- und Schlafzimmer ganz erheblich zu vermindern. Es sei noch einmal darauf hingewiesen, daß nicht nur Allergene gemieden werden müssen, sondern ganz allgemein Staub und andere Reizstoffe.

Verengt, angeschwollen, verstopft

Treffen die schädlichen Reize auf die überempfindliche Bronchien-Schleimhaut, dann ziehen sich die Muskelfasern in der Wand der Bronchien zusammen. Diese Luftwege werden also enggestellt. Weil zudem ihre Schleimhaut anschwillt, bleibt noch weniger Raum für den Luftstrom frei. Und in diesem engen Raum sammelt sich überreichlich abnorm zäher Schleim aus den Schleimdrüsen der Bronchien an.

Heutzutage verfügt die Medizin über verschiedene wirksame Medikamente zur Behandlung und Vorbeugung der Beschwerden. Nur bei sehr leichtem Asthma genügt ein Medikament allein, um die überempfindlichen Bronchien zu beschwichtigen. Kinder bis zum Alter von sieben Jahren erhalten die Medikamente bei seltenen Asthmabeschwerden (das heißt bis etwa drei Anfallschübe pro Jahr) als Sirup, Tropfen oder Tabletten. Bei viel häufigeren Asthmabeschwerden (mehrere Male pro Woche) sollte zu Hause ein elektrisches Inhalationsgerät bereitstehen.

Auch Asthmakinder dürfen turnen und herumtollen

Kinder ab etwa acht Jahren können die handlichen Inhalationsbüchsen verwenden, die als Dosieraerosol bezeichnet werden. Durch Druck auf diese Büchsen wird das Medikament zu feinen Tröpfchen zerstäubt, die man zusammen mit der Luft tief in die Bronchien einatmet. Schulkinder mit seltenem Asthma, die vielleicht nur beim Turnen Probleme haben, können vor der körperlichen Anstrengung aus einem solchen Dosierspray ein Medikament zur Bronchienerweiterung einatmen.

Allergie: körperlich und psychisch gesehen

Ärzte, die überzeugt sind, daß ein kindliches Asthma eine allergische Ursache hat, versuchen oft, mit einer jahrelangen Spritzenkur, die als Desensibilisierung oder Hyposensibilisierung bezeichnet wird, die Krankheit zu heilen. Diese Behandlung scheint aber fast nur bei Allergie auf Blütenstaub (Pollen) gelegentlich Erfolg zu bringen. Kinder bis zu zwölf Jahren können statt durch Spritzenkuren auch mit schluckbaren Präparaten hyposensibilisiert werden.

Neben den erwähnten Medikamenten werden noch ganz andere Behandlungsmethoden eingesetzt. In der Atemtherapie erlernen die Kinder Atemübungen, durch die sie gelegentlich Asthmaanfälle verhindern können. Bindegewebsmassage unterstützt die Verbesserung der Atmung noch zusätzlich. Auch das autogene Training hat sich für Kinder ab zehn Jahren bewährt. Beherrscht ein Kind das autogene Training (Unterstufe), so hat es ein Mittel zur Hand, mit seinen eigenen geistigen Kräften einem drohenden Asthmaanfall zu begegnen. Damit sind wir bei der Psychosomatik angelangt. Die Psychosomatik ist aber eine Betrachtungsweise, die vielen Medizinern ein Dorn im Auge ist, weil sie ihnen unwissenschaftlich erscheint. Einem psychologisch orientierten Arzt fällt es nicht schwer, auch eine konfliktgeladene Mutter-Kind-Beziehung wie ein Allergen (Allergiefremdstoff) zu betrachten. Für solche Ärzte ist in der Wohnung die belastende Beziehung zwischen Mutter und Kind genauso wichtig wie der Hausstaub, die Katze oder das Meerschweinchen. Gegen derartige Ansichten wehren sich freilich viele rein auf den Körper bezogene Ärzte mit Händen und Füßen.

Viele Ärzte und Psychotherapeuten sind dennoch der Auffassung, daß psychische Faktoren eine beträchtliche Rolle spielen.

Stillen beugt vor

Das neugeborene Kind hat noch keine Abwehrstoffe und daher nur ungenügenden Schutz vor Infektionen. Die abwehrstoffreiche Vormilch (Kolostrum) aus der Brust seiner Mutter, die etwa 15- bis 20mal reicher an Gammaglobulin ist als das mütterliche Serum, versorgt das Neugeborene mit Antikörpern und verleiht ihm etwa sechs Monate lang eine Art passiver Immunität, bis es allmählich seine eigenen Abwehrstoffe gebildet hat.

Das Stillen bringt für das Neugeborene eine Reihe von Vorteilen, die miteinander in Zusammenhang stehen – Vorteile immunologischer, nervlicher, psychologischer und organischer Art. Während der zwei oder mehr Millionen Jahre menschlicher Entwicklung und der voraufgehenden 75 Millionen Jahre der Entwicklung von Säugetieren war das Stillen das erfolgreichste Mittel, die Bedürfnisse des abhängig und gefährdet geborenen menschlichen Säuglings zu befriedigen.

Ein gestillter Säugling hat anderen Kindern sehr viel voraus. In einer vergleichenden Untersuchung der Entwicklung von 173 Brustkindern und Flaschenkindern, die von der Geburt bis zum zehnten Lebensjahr reichte, kam man zu dem Ergebnis, daß Flaschenkinder viermal mehr an Infektionen der Atmungswege, 20mal mehr an Durchfall, 22mal mehr an Infektionen anderer Art, achtmal soviel an Ekzemen, 21mal mehr an Asthma und 27mal häufiger an Heufieber litten.

Nicht die Muttermilch und das Stillen allein spielen dabei eine Rolle. Wesentlich ist vor allem die vollkommene Zuwendung der Mutter, die das Kind erfährt.

Hautkontakt ist wichtig

Es ist nicht von der Hand zu weisen, daß Menschen, denen als Kinder eine ungenügende Hautstimulierung zukam, falsch atmen und mehr zu Erkrankungen des oberen Atmungstrakts und der Lunge neigen als solche, die einen befriedigenden Hautkontakt erlebten.

Man nimmt an, daß bestimmte Formen von Asthma und Heuschnupfen daher mindestens zum Teil einem Mangel an frühkindlichem anregendem Hautkontakt zuzuschreiben sind. Viele Menschen, die schon als Kind von ihrer Mutter getrennt wurden, leiden an Heuschnupfen und

Asthma. Wenn man den Arm um einen Asthmatiker legt, der gerade eine akute Attacke durchleidet, kann man sie oftmals stoppen oder zumindest lindern.

Die Atmung des Säuglings wird zweifellos durch das Saugen und durch den körperlichen Kontakt mit der Mutter angeregt. Kinder, die nicht kräftig saugen, atmen auch flacher, und Säuglinge, die nicht genug auf dem Arm getragen werden, entwickeln, vor allem wenn sie Flaschenkinder sind, nicht nur Atemstörungen, sondern häufig auch Magen-Darm-Beschwerden. Sie schlucken oft Luft und leiden, wie man es allgemein nennt, unter Koliken. Sie haben Ausscheidungsschwierigkeiten oder neigen zu Erbrechen. Die Berührung mit der Mutter hat also eine biologische Bedeutung für die Atmung sowie die Ernährungs- und die Verdauungsfunktionen des Kindes.

Wir haben darauf hingewiesen, daß die zunächst nicht entfaltete Lunge des Neugeborenen sich dehnt und mit Luft füllt, sobald es aus dem Geburtskanal austritt. Dies und die Druckveränderung, die das Kind bei der Geburt erfährt, setzen den auf die Geburt folgenden Atmungsprozeß in Gang, der andauert, solange der Mensch lebt. Die Notwendigkeit zu atmen ist so groß, daß ein Aussetzen der Atmung von drei Minuten oft den Tod herbeiführt. Atmen zu lernen ist ein schwieriger Vorgang. Auch jedem Atemzug, den wir als Erwachsene tun, geht eine leichte Regung der Angst voran. In kritischen Situationen atmen Menschen oft so schwer wie bei der Geburt. Bei Furcht oder Angst wird zuerst die Atmung beeinträchtigt. Atmen ist nicht nur ein körperlicher Prozeß, sondern auch ein Teil des psychischen Verhaltens.

Da der Hautkontakt ein auf Wechselwirkung beruhender Prozeß ist, der beim ersten Kontakt mit den Händen des Menschen beginnt, der das neugeborene Kind bei der Niederkunft berührt, und dann zur vertrauten Nähe des mütterlichen Körpers führt, kann jedes wirklich einschneidende Versäumnis im Erfahren solcher Kontakte zu ernstlichem Versagen oder zu Störungen innerhalb späterer Beziehungen führen, die auf Wechselwirkungen beruhen. Häufig äußert sich solch ein Versagen in Verhaltensstörungen und Krankheiten des Atemtrakts, wie z. B. Heuschnupfen und Asthma.

Zärtlicher Hautkontakt ist für die gesunde Verhaltensentwicklung des Menschen von grundlegender Bedeutung. Wenn ein Kind zuwenig taktile Anregung empfängt, führt das meist dazu, daß es später an Kontaktschwierigkeiten leidet. Die Mutter befriedigt nicht nur das Kind, sondern findet selbst in seiner Freude Befriedigung, wenn sie es an sich drückt und ihm körperlichen und seelischen Schutz verleiht, den es für Wachstum und Entwicklung braucht. Menschen, die keine mütterliche Zärtlichkeit erlebt haben, neigen zu psychosomatischen Erkrankungen wie Asthma, Heuschnupfen, Allergien und Hautkrankheiten. Das Wesentliche im frühen mütterlichen Verhalten ist enger körperlicher und seelischer Kontakt, das In-die-Arme-Nehmen, An-sich-Drücken, Liebkosen, Wiegen, Küssen und andere Anregungen, die die Mutter dem Kind zukommen läßt.

Wenn ein Kind an Asthma und Heuschnupfen leidet, wird der Psychosomatiker die psychologischen Faktoren untersuchen. Er wird feststellen, daß eine solche Mutter vielleicht unsicher, ängstlich, überbeschützend und zwanghaft ist. In vielen psychologischen Arbeiten wird schnell der Schluß gezogen, daß die Krankheit des Kindes durch die psychische Einstellung der Mutter erzeugt wird. Aber wenn ein Kind an einer chronischen Krankheit erkrankt, wird nicht gerade dadurch die Mutter unsicher, ängstlich usw. ...? Welche Mutter fühlt sich, bewußt oder unbewußt, nicht verantwortlich für oder sogar schuldig an den Schwächen und Krankheiten ihrer Kinder?

Sie entwickelt dann gerade die Charakterzüge, die als Ursache der kindlichen Erkrankung betrachtet werden, aber an sich genausogut als Folge auftreten können.

Warnsignal

Worauf weist die Krankheit des Kindes hin? Oder: Was will das Kind durch sein Kranksein zu verstehen geben? Man kann sagen, daß die Krankheit ein Warnsignal für seine Umgebung ist – aber wovor? Jedes Asthmakind hat seine eigene Botschaft an seine Umwelt. Vielleicht läßt sich gleichwohl ein gemeinsamer Nenner finden. Der Asthmaanfall wird oft als unterdrückter Hilfeschrei verstanden, der an die Zuwendung der Mutter appellieren will. Manchmal wird er auch als Wut- oder Protestschrei ausgelegt und zeigt so, daß das Kind sich gegen zuviel Zuwendung wehrt. Beide Auslegungen treffen zu, denn das Kind drückt damit gerade den Konflikt zwischen diesen beiden entgegengesetzten Gefühlen aus. Das Kind möchte seiner Mutter etwa mitteilen: »Ich will klein bleiben und ewig bei dir sein, und doch will ich mich von dir loslösen, um groß zu werden. Aber ich kann mich nicht entscheiden.« Es ist nicht zu leugnen, daß eine solche Ambivalenz (entgegengesetzte Gefühle des Kindes) einen ähnlichen Konflikt seiner Mutter widerspiegelt. Diese denkt etwa: »Einerseits möchte ich die perfekte Mutter für dich sein und dich immer bei mir behalten, aber andererseits schränkst du meine Freiheit ein, ich fühle mich so eingeengt von dir.«

Wo komme ich zu kurz?

Eine Trennung von Mutter und Kind wirkt oft tatsächlich Wunder, vor allem, wenn die Krankheit durch die Zuwendung aufrechterhalten wird. Eine Verhaltenstherapie würde die krankheitsverstärkenden mütterlichen, auch evtl. väterlichen, Zuwendungen ändern. Aber meistens findet ein Rückfall statt, wenn man die alten Beziehungsmuster psychotherapeutisch nicht bearbeitet. Wenn die Mutter jedoch die Tendenz hat, ihrem Käfig oft zu entfliehen, sollte sie immer wieder Zeiten organisieren, wo sie sich dem Kind widmen kann.

Wer gilt als »Luft« in der Familie?

Das Kind kann also die Ambivalenz seiner Mutter widerspiegeln. Es kann aber auch sonst einem Problem in der Familie Ausdruck geben. Wenn die Beziehung der Eltern zueinander ungenügend ist, meint das Kind vielleicht: »Mein Vater bzw. meine Mutter ist Luft für den anderen.« Oder – falls die Eltern ihm nicht genug Raum in der Familie lassen –: »Hier gibt es keine Luft für mich.« Man kann sich fragen, ob nicht eine Eifersuchtsproblematik in den Asthmabeschwerden Ausdruck findet. Es gibt Kinder, die sich irgendeine Krankheit »ausdenken« bei der Ankunft eines Geschwisters, damit sie sich gleich viel Zeit und Zuwendung von der Mutter verschaffen können wie das Neugeborene.

Vorsicht vor übertriebener Sauberkeit!

Das kranke Kind versucht, seiner Umwelt etwas zu sagen, aber es verrät auch etwas von sich, wenn es gerade diese Krankheit »wählt« und keine andere: In einer gleichen äußeren Situation würden viele Kinder andere Krankheitserscheinungen entwickeln, viele würden überhaupt nicht erkranken.

Für den Asthmatiker und Heuschnupfenkranken ist Luft nur erträglich, wenn sie frei ist von gewissen Komponenten (Pollen, Staub, Haare usw.), wenn sie mit einem Wort »rein« ist.

Die Mutter ist versucht, jeden Auslöser von Anfällen zu vermeiden: Sie sorgt für mehr Sauberkeit und schirmt das Kind nach außen hin ab. Der Teufelskreis ist geschlossen: Das Kind wird in seinen Zwängen ermutigt. Es wird dadurch empfindlicher und noch mehr eingeengt. Deshalb wäre es wichtig, daß die Umwelt ausgleichend auf die Einstellung des Kindes reagiert. Sinnliche Spiele mit Wasser, Ton, Fingerfarben usw. sollten unterstützt und gefördert werden, ebenso mehr Kontakt mit der Außenwelt. Es muß eine sinnvolle Abstimmung zwischen der schädlichen Umwelt und den psychischen Bedürfnissen des Kindes stattfinden.

Aggressionen ausleben

»Aufatmen« und »durchschnaufen« heißt »erleichtert sein«, nachdem man z. B. Angst gehabt hat. »Stöhnen« und »seufzen« andererseits bedeutet »bedrückt sein« und sagt aus: »Ich habe genug davon« oder »Ich werde bald platzen, wenn es so weitergeht«. Beim kleinen Asthmatiker ist scheinbar dieses Sicherheitsventil defekt. Das Kind übt unbewußt eine Kontrolle über seine Aggressionen aus, die es nicht loslassen kann. Körperbezogene Therapien (Atemtherapie, autogenes Training), Verhaltens- und Spieltherapien können ihm helfen, diese unerwünschte Kontrolle abzubauen. Asthma und Heuschnupfen sollten als eine Art Körpersprache betrachtet werden, die, wenn man sie richtig versteht, den Bezugspersonen und Therapeuten des Kindes weiterhelfen kann.

Zusammenfassung

Der Heuschnupfen wird bisher immer noch zu sehr als Prototyp einer rein körperlich-allergischen Immunreaktion betrachtet, wobei das gesamte Spektrum der Bedingungsfaktoren nicht berücksichtigt wird. Es läßt sich nachweisen, daß keine Disziplin, keine spezielle Forschungsrichtung für sich allein bisher imstande ist, die beim Heuschnupfen auftauchenden ursächlichen und therapeutischen Fragen endgültig, umfassend und allgemein zu beantworten. Die Vererbungslehre, die Allergologie und die klinische Medizin erfassen Teilbereiche eines körperlich-seelischen, psychosomatischen Prozesses, dessen psychodynamische Gesichtspunkte durch die Psychoanalyse und dessen lerntheoretische Aspekte durch die Verhaltenstheorie zugänglich werden.

Welche Bedeutung die Vererbung oder die allergische Komponente im Einzelfall auch haben mag, die psychischen Faktoren spielen eine bedeutende Rolle im Bedingungsgefüge; in zahlreichen Fällen stellen sie auch einen dominierenden Faktor dar. Durch experimentelle Untersuchungen wurde das Gewicht psychischer Bedingungen bei der Sensibilisierung, Auslösung, Provokation, Verschlimmerung und Heilung des Heuschnupfens nachgewiesen. Die exemplarischen Fallgeschichten wurden dargestellt.

Im Kontakt zwischen dem Organismus und den Pollen kommt es zur Sensibilisierung und zur Bildung von Antikörpern. Bei erneutem Kontakt zwischen dem sensibilisierten Organismus und den zu Allergenen gewordenen Pollen entwickeln sich die Heuschnupfensymptome. Bei gleicher Konfrontation mit den allgegenwärtigen Pollen erkrankt aber nur ein relativ kleiner Prozentsatz der Bevölkerung an Heuschnupfen. Einer möglichen vererbten Bereitschaft zur allergischen Erkrankung steht jedoch andererseits die Tatsache entgegen, daß eine Sensibilisierung für bestimmte Allergene stets erworben ist, außerdem die Tatsache, daß grundsätzlich jede Person sensibilisierbar ist.

Welche Faktoren sensibilisieren dann eigentlich einen Menschen?

Neben der erblich bedingten gesteigerten Allergiebereitschaft ist eine große Zahl weiterer Faktoren von maßgeblicher Bedeutung: z. B. der Zustand des neurovegetativen Systems, das Gleichgewicht der Hormone, gleichzeitig bestehende Infektionen, Umwelteinflüsse, Belastungen verschiedenster Art und Streß.

Die Auslösung eines Heuschnupfens beruht auf einem Summationseffekt, einem Zusammentreffen von für den Organismus des Menschen schädlichen körperlichen und seelischen Einflüssen, wodurch die physiologische Toleranzschwelle der Nasenschleimhaut überschritten wird und die Symptome des Heuschnupfens manifest werden.

Zum Schluß noch einige Ratschläge

Die seelischen Hintergründe des Heuschnupfens und des Asthmas sind oft tief verwurzelt und vielschichtig; sie lassen sich nicht immer leicht aufdecken. Manchmal können Gespräche innerhalb der Familie und mit Freunden dazu beitragen, eine Klärung herbeizuführen, beispielsweise dann, wenn Neid und Streit das Zusammenleben erschweren. Gespräche mit Ihnen nahestehenden Menschen während der Aufarbeitung der psychischen Probleme können oft verhindern, daß die allergischen Atemwegsbeschwerden, die Spannungen und Ängste ein gefährliches Ausmaß erreichen. Sie fühlen sich hinterher wie von einer Last befreit und können wieder frei durchatmen, wenn es Ihnen gelungen ist, trotz innerer und äußerer Widerstände einen Konflikt zu bereinigen.

Falls Sie die Ursachen der seelischen Spannungszustände ignorieren oder die Belastungen zu lange mit sich herumtragen, werden die Ängste und die Allergien chronisch. Sie reagieren dann ständig allergisch auf Ihre Umwelt im seelischen und körperlichen Bereich. Ihr Leben wird auf Abwehr und Vermeidung eingestellt. Die lebensgestaltende Aktivität und Eigeninitiative verkümmern. Beeinträchtigen der Heuschnupfen und das Asthma jedoch weiterhin Ihr Leben, dann konsultieren Sie einen Fachmann, bevor die Situation Ihrer Kontrolle entgleitet.

Um ihre Krankheit zu bewältigen, suchen die Patienten im allgemeinen zuerst Hilfe beim Arzt. Viele Mediziner, vor allem Hautärzte, haben den Zusatztitel für Allergologie und führen Allergietests und Hyposensibilisierungsbehandlungen durch.

Sie haben bestimmt schon darüber nachgedacht, ob Ihr Arzt wohl alles richtig macht. Viele Patienten wechseln ihren Arzt, um zu sehen, ob ein anderer vielleicht mehr weiß und nicht nur Medikamente verschreibt. Große

Hoffnung wird oft in eine heilklimatische Kur gesetzt. Die folgenden heilklimatischen Kurorte haben sich auf Atemwegserkrankungen spezialisiert:

In der Bundesrepublik Deutschland

Bad Dürrheim
Bad Ems
Bad Karlshafen
Bad Lippspringe
Nordsee-Inseln
Bad Rappenau
Bad Reichenhall
Bad Soden a. Ts.
Bad Soden-Allendorf
Bad Wimpfen

In Österreich

Bad Aussee
Bad Gleichenberg
Bad Hall
Semmering

In der Schweiz

Davos
St. Moritz

Sie haben eventuell schon eine große Enttäuschung erlebt, als nach einer Kur die Allergie aufs neue voll ausbrach und der alte Krankheitszustand sich wieder einstellte. Rückfälle sind immer sehr bedrückend, wenn man doch so große Hoffnung geschöpft hatte.

Ein vertrauensvolles Arzt-Patient-Verhältnis ist unerläßlich. Es sollte genügend Zeit zur Verfügung stehen, um auch die entscheidenden seelischen Ursachen durchzuarbeiten. Viele Ärzte haben dafür aber kein Verständnis und leider auch wenig Ahnung von den psychischen Hintergründen. Sie reagieren selbst allergisch auf das »Allergen Psyche« und zeigen ungehaltene und aggressive »Sofortreaktionen« dem Patienten gegenüber.

Dies ist ein Zeichen von Unsicherheit. Der Arzt glaubt häufig nur das, was er sieht und was beim Test herauskommt. Wenn er abstreitet, daß bei Ihnen auch Angstgefühle und Depressionen zu Heuschnupfen und Asthma führen, so gehen Sie zu einem psychotherapeutisch ausgebildeten Diplom-Psychologen oder Arzt. In den größeren Städten gibt es Beratungsstellen der psychoanalytischen und psychotherapeutischen Institute, deren Adressen im Telefonbuch stehen. Die psychosomatischen und klinisch-psychologischen Abteilungen der Universitäten können Ihnen auch weiterhelfen.

Die Ersatzkrankenkassen übernehmen die Kosten für eine Psycho- und Verhaltenstherapie bei einem anerkannten und qualifizierten Diplom-Psychologen.

Seit 1. April 1986 tragen auch die Allgemeinen Ortskrankenkassen (AOK) die Kosten für eine ambulante Verhaltenstherapie.

Viele Privatversicherungen zahlen nur widerwillig und häufig nur für eine kurze Zeit. Überprüfen Sie deshalb die Versicherungsbedingungen, und wechseln Sie notfalls Ihre Krankenkasse.

Für den Betroffenen ist es schwierig, sich während eines langen Anfalls von Heuschnupfen oder Atemnot auf seine Aufgaben und Pflichten zu konzentrieren und sich zu entspannen. Man ist deprimiert und frustriert, wenn die Leistungen am Arbeitsplatz oder in der Schule nachlassen. Wenn auch noch der Schlaf gestört ist, ist man tagsüber zu müde, um sein Bestes zu geben.

Viele Patienten fühlen sich peinlich berührt, wenn sie in problematischen Situationen von heftigen Nies- oder Atemnotattacken geschüttelt werden. Die Scham und die Angst, sich zu blamieren, können die Symptome aufrechterhalten; versuchen Sie deshalb, nicht krampfhaft das Niesen zu vermeiden und die Atemnot zu unterdrücken. Sicher ist nichts damit gewonnen, wenn Sie sich über Ihren Heuschnupfen und Ihr Asthma ärgern, so verständlich Ihre Reaktion auch sein mag. Wenn Sie allmählich lernen, die Krankheit in ihrer Bedeutung zu entschlüsseln, werden Sie feststellen, daß die seelischen Spannungen weitgehend nachlassen und das Leben insgesamt leichter wird.

Luftverschmutzung und zivilisationsbedingte ökologische Umweltveränderungen nehmen immer mehr zu. Die Atemwegsorgane werden durch diese äußeren Einflüsse geschädigt und anfällig für Allergien. Trotz gleicher Konfrontation mit diesen Umweltbelastungen erkranken jedoch nicht alle Menschen daran, denn die Entstehung des Heuschnupfens und des Asthmas beruht auf einem Zusammentreffen von schädlichen körperlichen und seelischen Einflüssen auf den Organismus, wobei die Toleranzschwelle überschritten wird und die Beschwerden ausgelöst werden.

Es gibt im Leben wichtige Einschnitte, Schwellensituationen und Entwicklungen, die entscheidend sind für ein Krankheitsgeschehen. Das gilt natürlich nicht nur für den Heuschnupfen und das Asthma bronchiale. Die meisten Krankheiten brechen in bestimmten Lebenssituationen aus oder verschlimmern sich unter besonderen Umständen. Hier sind z. B. zu nennen:

Psychische Schädigungen in der Kindheit, Elternkonflikte, Scheidung, Schulanfang, Geburt von Geschwistern, Schulschwierigkeiten, Rivalität und Konkurrenz im Berufsleben, Erniedrigung und Minderwertigkeitsgefühle, Unsicherheit und Angst gegenüber den Mitmenschen, Tod einer nahestehenden Person, Schwangerschaft, Ehe- und Partnerschaftskonflikte, sexuelle Tabus und Hemmungen, Schuldgefühle, ungelöste Verstrickungen mit den Eltern. Jeder Patient sollte selbst klären, welche Lebensumstände seine Krankheit ungünstig beeinflussen.

Wem Änderungen schwerfallen oder wer Änderungen vermeidet, wird in aller Regel seine alten Verhaltens- und Erlebnisweisen wiederholen und krank bleiben.

Schlechte Erfahrungen mit Ärzten führen häufig zu einer Chronifizierung der Beschwerden. Aber ein Psychotherapeut darf auch nicht die körperlichen Gesetzmäßigkeiten außer acht lassen und nur die psychischen Ursachen sehen. Eine psychotherapeutische Behandlung kann die Beschwerden vorübergehend verschlimmern, da die Konflikte bearbeitet und nicht unterdrückt werden. In diesen Fällen ist es notwendig, daß der Patient zum Gespräch und nicht nur zum Medikament »greift«, d. h., in ganz schwierigen Situationen bedarf er oft täglicher psychotherapeutischer Sitzungen. Eine Kombination von seelischer und medikamentöser Behandlung ist in dieser Phase angezeigt und oft unerläßlich. Das Ziel bleibt aber ein langfristiges Ausschleichen und Absetzen der Medikamente, um schließlich unabhängig zu werden vom Dosier-Aerosol in der Tasche, von der Cortisonspritze, dem Nasenspray und letztendlich von Heuschnupfen und Asthma.

Seelische und körperliche Ursachen stehen bei der Allergie in einer untrennbaren Wechselbeziehung. Wenn nun nach genauer Diagnose die Krankheit unter medizinischen Gesichtspunkten abgeklärt ist, kann eine psychosomatische Behandlung mit psychologischer und körperlicher Hyposensibilisierung sehr erfolgreich sein – auch bei den von Ärzten als hoffnungslos abgeschriebenen Fällen.

Es gibt immer noch eine Chance, durch Veränderung des seelischen Erlebens und Verhaltens die allergischen Erscheinungen günstig zu beeinflussen, um wieder arbeits-, genuß- und liebesfähig zu werden.

Seit einigen Jahren gibt es in einigen Bundesländern, telefonisch oder im Rundfunk, Pollenwarndienste. Ihr Nutzen ist noch umstritten. Wenn Sie morgens um 7.00 Uhr im Frühjahr oder Sommer eine Warnung vor dem Gräserpollenflug hören, kann es sein, daß Sie durch das offene

Schlafzimmerfenster schon einen beträchtlichen Teil davon eingeatmet haben. Einen Anhaltspunkt für die unterschiedlichen Blütezeiten gibt Ihnen auch ein Pollenflugkalender. Meistens kommt es, besonders bei sehr gutem Wetter, morgens und abends zu Höchstkonzentrationen der Pollen in der Luft. Und doch brechen bei vielen Pollenallergikern keine Beschwerden aus. Die Pollen entwikkeln nicht ihre krankmachende Wirkung. Am nächsten Tag bei gleich schönem Wetter und gleicher Pollenkonzentration in der Luft kann es ganz anders aussehen. Der Heuschnupfen oder das Asthma plagt den Patienten. Die Pollen sind also nicht immer schuld. Die psychische Verfassung ist eben häufig ausschlaggebend.

So müssen Allergiker den gutgemeinten, meist aber unrealisierbaren Ratschlag des Arztes nicht unbedingt befolgen und den Pollen aus dem Weg gehen. Die Karenz durchzuhalten ist kein Problem, wenn es um Erdbeeren geht – bei Blütenpollen jedoch fast unmöglich. Es sei denn, man macht die Fenster dicht und verläßt während der gesamten Blütezeit nicht die Wohnung. Eine Depression wäre die mögliche schlimme Folge. Oder vielleicht entwickelt der Patient aus der sozialen Isolierung einen Waschzwang und wird allergisch gegen die Putzmittel – ganz abgesehen von den finanziellen Einbußen durch die Kündigung des Arbeitsplatzes. Der Patient möge sich die Konsequenzen ausmalen. Man hüte sich auch davor, zu glauben, auf Helgoland oder im Hochgebirge vor Pollen sicher zu sein. Außerdem: Wer kann es sich denn leisten, für drei Monate die Brücken hinter sich abzubrechen und sich aus dem (Blüten-)Staub zu machen?

Ein anderer medizinischer Behandlungsvorschlag ist die Hyposensibilisierung. Dabei wird dem Patienten über mehrere Jahre hinweg das krankmachende Allergen in steigender Dosis unter die Haut gespritzt, um den Körper unempfindlich dagegen zu machen.

Eine wirkliche Chance, daß die medikamentöse Behandlung zu einem dauerhaften Erfolg führt, haben Sie nur, wenn das seelische Erleben möglichst angstfrei und positiv gestaltet wird. Dazu gehört die Konfliktklärung mit den Eltern, dem Partner, dem Chef. Wenn es sein muß, darf es Streit geben und laut dabei zugehen. Weichen Sie nicht allen Konflikten aus; Ihre Hemmungen werden nur noch größer.

Nicht die Medikamente, die der Arzt verschrieben hat, oder die Mittelchen vom Heilpraktiker werden Ihnen auf lange Sicht nachhaltig helfen, sondern Ihre Fähigkeit, sich zu öffnen und Ihre Gefühle, Gedanken und Phantasien im Gespräch mit dem Psychotherapeuten zu äußern, um neue Einsichten, angemessene Verhaltensweisen und schließlich Gesundheit zu erlangen.

Heuschnupfen- und Asthmapatienten erhalten medizinische Informationen bei den nachstehend aufgeführten Organisationen. Eventuell gibt es in Ihrer Nähe einen Ortsverband, wo Sie mit anderen Betroffenen Erfahrungen austauschen können.

Bundesrepublik Deutschland
Allergiker-und Asthmatikerbund e.V.
Hindenburgstr. 110
4050 Mönchengladbach

Arbeitsgemeinschaft Allergisches Kind
Hilfen für Kinder mit Asthma, Ekzemen oder Heuschnupfen
Hauptstr. 29
6348 Herborn

Österreich
Lebenshilfeverein für Asthmakranke
Restaurant Josefinum
Weringstr. 33–35
1090 Wien

Schweiz

Schweizerische Vereinigung gegen Tuberkulose
und Lungenkrankheiten
Fischerweg 9
3001 Bern
Dort können Sie Inhalationsgeräte ausleihen.

Wenn Sie eine Selbsthilfegruppe gründen wollen, informieren Sie sich bei der folgenden Adresse:

Verein der Bronchial-Asthmatiker
Herrenwiesenstr. 50
6990 Bad Mergentheim

Die Bedeutung von Fachausdrücken

Adaptationssyndrom	Gruppe von krankhaften Erscheinungen, die durch Streß im Organismus des Menschen ausgelöst werden
affektiv	durch Gefühle bestimmt
Ätiologie	die Lehre von den Ursachen (hier der Krankheiten)
Allergen	Stoff, der allergische Reaktionen hervorruft (z. B. Pollen, Hausstaub, Schimmelpilze u. v. m.)
Allergie	abweichende, krankhafte Reaktion des Organismus auf bestimmte Stoffe (Allergene)
Anamnese	Erhebung der Vorgeschichte
Antigen	artfremde Substanz, die im Körper die Bildung von Abwehrstoffen bewirkt
Antihistaminicum	Medikament, das die Histaminfreisetzung und allergische Reaktionen verhindert oder abschwächt
Asthma bronchiale	anfallweise auftretende Atemnot, die auf krankhafter Verengung der Bronchien beruht
Atopie	durch Erbfaktoren begünstigte Allergie. Zu den atopischen Krankheiten zählt man häufig: Milchschorf, Heuschnupfen, Asthma bronchiale und Neurodermitis
autogenes Training	Selbstentspannung durch Konzentration
bedingter Reflex	durch Lernen erworbener (erfahrungsbedingter) Reflex. Im Gegensatz zu dem angeborenen Reflex
Biologie	Lehre von den Lebewesen und den Lebensvorgängen bei Pflanze, Tier und Mensch
Charisma	persönliche Ausstrahlung, Berufung
Chronifizierung (einer Krankheit)	langwieriger Verlauf
Codierung	von Code = Schlüssel: Verschlüsselung

cortical	von der Hirnrinde (Cortex) ausgehend, in der Hirnrinde befindlich
dämonisch	von einem (bösen) Geist beherrscht, urgewaltig, überirdisch
Diagnose	methodische Erforschung der Merkmale und Ursachen einer Krankheit
Diagnostik	Lehre von der Diagnosestellung
Differentialdiagnose	Unterscheidung und Abgrenzung einander ähnlicher Krankheitsbilder
Disposition	Veranlagung, Krankheitsbereitschaft
Dinatrium cromoglicicum (DNCG)	chemische Substanz zur Hemmung der Histaminfreisetzung. Dieses Medikament, das unter verschiedenen Handelsnamen erhältlich ist, wird vorbeugend zur Unterdrückung von Heuschnupfen- und Asthmaanfällen angewandt.
Dosier-Aerosol	Tascheninhalator zur Bekämpfung von Atembeschwerden. Durch Druck auf den Wirkstoffbehälter wird eine genau dosierte Menge des Medikaments in feinste Teilchen zerstäubt. Diese gelangen durch Einatmen auf die Oberfläche der betroffenen Bronchien und wirken dort krampflösend.
endokrine Drüsen	Drüsen mit innerer Sekretion
eosinophil	mit rotem Farbstoff (Eosin) färbbar
Eosinophilie	erhöhte Anzahl der eosinophilen weißen Blutzellen im strömenden Blut (über 4%)
Exposition	Aussetzung; z. B. äußeren Krankheitsbedingungen, wie etwa Allergenen, ausgesetzt sein
Expositionsprophylaxe	Verhütung der Allergenaussetzung
Frustration	Erlebnis der Enttäuschung und Zurücksetzung durch Verzicht auf oder Versagung von Befriedigung
Gloriole	Heiligenschein
Histamin	Gewebshormon
Identifikation	Gleichsetzung der eigenen Person mit ei-

	ner anderen, so daß diese zu einem Vorbild für Denken, Handeln und sonstige Verhaltensweisen wird
Imitation	Nachahmung
immun	unempfindlich, gefeit gegen Krankheitserreger
Immunität	Unempfindlichkeit, z. B. gegenüber Krankheitserregern oder Giften
Immunologie	Lehre und Wissenschaft von der Immunität und den damit zusammenhängenden biologischen Reaktionen im Organismus
Injektion	Einspritzung
Innervation	Versorgung eines Körperteils mit Nerven
innervieren	mit Nerven oder Nervenreizen versehen
intrakutan	in die Haut gehend
Kalzium (Ca)	chemisches Element
Karenz	Enthaltung
Kognition	geistige Vorgänge, die mit Erkenntnis und Erkennen zusammenhängen, wie z. B. Vorstellungen, Gedanken, Erinnerungen, Wahrnehmungen, aber auch Erwartungen, Pläne und Problemlösen
kognitiv	erkenntnisnmäßig
Kolik	krampfartig auftretender Schmerz im Leib und in seinen Organen (z. B. Magen-, Darm-, Nierenkolik)
komplex	vielfältig
Konjunktivitis	Bindehautentzündung
Konstellation	Zusammentreffen von Umständen
Lernen am Modell	Aufbau von Verhaltensweisen durch Beobachtung eines Vorbilds (Modell)
manifest	sichtbar gemacht
Masturbation	Selbstbefriedigung
Modalität	Art und Weise, Ausführungsart
Motivation	die in einer Handlung wirksamen Motive, die das individuelle Verhalten aktivieren und regulieren
Neurose	durch Fehlentwicklung und durch unverarbeitete seelische Konflikte entstandene psychische Störung

operantes Lernen	Reaktionen und Verhaltensweisen, die durch angenehme Bestätigung aufrechterhalten werden
optimal	am besten
Parasympathikus	der dem Sympathikus entgegengesetzt wirkende Teil des vegetativen Nervensystems
parasympathisch	auf den Parasympathikus bezogen
Pathogenese	Entstehung und Entwicklung eines Leidens
Phallus	erigiertes (aufgerichtetes) männliches Glied
Physiologie	Lehre von den natürlichen, körperlichen Lebensprozessen
physiologisch	die Lebensvorgänge im Organismus betreffend, auf die Physiologie bezogen
Placebo	(lat. = ich werde gefallen) ohne therapeutisch wirksame Substanzen
Pollen	Blütenstaub, männliche Keimzellen der Samen
Pollenrhinopathie	durch Pollen bedingter Schnupfen
Pollinose, Pollinosis	Heuschnupfen
Projektion	Verlegung von eigenen Wünschen, Gefühlen und Triebregungen in andere Menschen
Prototyp	Urbild, Muster
Psyche	Seele
psychisch	seelisch
Psychoanalyse	psychologische Behandlungsmethode; Methode zur Erforschung der tieferen Schichten der Seele; Wissenschaft vom Unbewußten, begründet von Sigmund Freud
psychogen	seelisch bedingt
Psychologie	Wissenschaft vom Verhalten und Erleben, Lehre vom Seelenleben
Psychopharmakon (Mehrzahl: Psychopharmaka)	Medikament, das auf die Psyche einwirkt und sie beeinflußt
psychosomatisch	Leib und Seele betreffend
Psychotherapie	Behandlungsmethode, die seelische und

	körperliche Erkrankungen durch Einwirkung auf die Psyche des Patienten zu heilen oder zu lindern versucht
Quaddel	umschriebene, juckende flache Anschwellung auf der Haut
Reagin	Antikörper vom IgE-Typ
Reagin- bzw. IgE-Synthese	Produktion von Antikörpern vom IgE-Typ
Reflex	automatisch erfolgende Reaktion auf einen Reiz
relevant	wichtig, erheblich
Rhinitis	Schnupfen, Nasenkatarrh
Saison	Jahreszeit
Sanktionen	Sicherungsbestimmungen, Zwangsmaßnahmen
sedieren	ruhigstellen
Sekret	Ausscheidung, z. B. einer Drüse; das Abgesonderte
Sensibilisierung	Bereitschaft, auf Allergene zu reagieren, ausgelöst durch im Körper gebildete übergroße Mengen von Antikörpern gegen diese Allergene
Serum	nicht mehr gerinnbarer, wäßriger Bestandteil des Blutes (Blutserum)
Soma (griech.)	Körper
sozialer Status	gesellschaftlicher Rang
Soziologie	Wissenschaft von der Entwicklung und den Prinzipien der sozialen Ordnung, Gesellschaftslehre
Spermium (Mehrzahl Spermien, Sperma)	männliche Samenzelle
Stressor	streßauslösende Einwirkung
suggestibel	beeinflußbar, für Suggestionen empfänglich
Suggestibilität	Beeinflußbarkeit
Suggestion	Beeinflussung
Summation	das Zusammenzählen, Bildung einer Summe
Sympathikotonie	erhöhte Erregbarkeit des sympathischen Nervensystems

Sympathikus	Teil des vegetativen Nervensystems
Symptom	Krankheitszeichen
Therapie	Behandlung, Heilverfahren
thermisch	die Wärme betreffend
thermische Reize	Kälte, Wärme und/oder Hitzereize
Tonus	Spannung; der durch Nerveneinfluß beständig aufrechterhaltene Spannungszustand der Gewebe
Tracheitis	Luftröhrenentzündung
Über-Ich	eine der Instanzen der Persönlichkeit. Freud sieht im Gewissen eine Funktion des Über-Ichs. Es bildet sich durch Verinnerlichung der elterlichen Forderungen und Verbote.
vegetatives Nervensystem	Nerven, welche automatische Funktionen wie z. B. Atmung, Verdauung, Schweißabsonderung und Herzschlag kontrollieren. Das vegetative Nervensystem besteht aus zwei verschiedenen Systemen: dem Sympathikus und dem Parasympathikus
verbal	mit Worten ausgedrückt
Verhaltenstheorie	allgemeine Bezeichnung für eine vorwiegend am offenen Verhalten orientierte Richtung der Psychologie
Zeuxis	altgriechischer Maler

Literaturhinweise

[1] Amkraut, A. and Solomon, G. F.: From the symbolic stimulus to the pathophysiologic response; Immune mechanisms. Int. J. Psychiat. in Med., 5, 1974, 541–560

[2] Boor, Cl. de: Zur Psychosomatik der Allergie, insbesondere des Asthma bronchiale. Bern 1965

[3] Borelli, S.: Psyche und Haut. In: Jadassohn, J.: Hdb. der Haut-und Geschlechtskrankheiten, Vol. 8, 1967, 264–568

[4] Bräutigam, W. und Christian, P.: Psychosomatische Medizin. Stuttgart 1975

[5] Düngemann, H.: Zur Therapie des Heuschnupfens. Der informierte Arzt, Jg. 3, Nr. 6, 1975, 1–11

[6] Düngemann, H.: Zur Therapie allergischer Krankheiten. Der informierte Arzt, 1, 1973, 1–11, 41–50, 81–92, 121–132, 161–170

[7] Düngemann, H.: Karenz-Expositionsprophylaxe. Atemwegs-und Lungenkrankheiten, Jg. 4, Nr. 1, 1978, 7–14

[8] Dunbar, H. F.: Psychoanalytic notes relating to syndromes of asthma and hay fever. Psycho-Anal. Quart., 7, 1938, 25–68

[9] Dunbar, H. F.: Mind and Body: Psychosomatic Medicine, New York 1947

[10] Dunbar, H. F.: Emotions and Bodily Changes. A Survey of Literature on Psychosomatic Interrelationships 1910–1953. New York 1954

[11] Erdmann, G.: Klinik der Pollenallergie. Allergologie, 1, 1978, 11–17

[12] Ferstl, A.; Kellner, G.; Majer, E. H.: Allergische Krankheiten und neurovaskuläre Störungen der Nase und ihrer Nebenhöhlen. In: Berendes, J. et al. (Hrsg.): Hals Nasen- und Ohrenheilkunde in der Praxis und Klinik, Bd. 1. Stuttgart 1977

[13] Gronemeyer, W.: Zum Krankheitsbegriff der »Allergosen«. Allergologie, 1 (1), 1978, 1–6

[14] Hansen, K.: Analyse, Indikation und Grenze der Psychotherapie beim Bronchial Asthma. Dtsch. med. Wschr., 53, 1927, 1462

[15] Hansen, K.: Zur Frage der Psycho- oder Organogenese beim allergischen Bronchialasthma und den verwandten Krankheiten. Teil I. Nervenarzt, 2, 1929, 633

[16] Hansen, K.: Zur Frage der Psycho- oder Organogenese beim allergischen Bronchialasthma und den verwandten Krankheiten. Teil II. Nervenarzt, 3, 1930, 513

[17] Hansen, O.: Eine psychosomatische Theorie der allergischen Sensibilisierung; Allergie als quasi konditionierte Reaktion. Manuskript. Hamburg 1980

[18] Holmes, T. H.; Goodell, H.; Wolf, S. and Wolff, H. G.: The Nose: An Experimental Study of Reactions within the Nose in Human Subjects during varying Life Experiences. Springfield 1950

[19] Holmes, T. H.; Treuting, T. and Wolff, H. G.: Life situations, emotions and nasal disease; evidence on summative effects exhibited in patients with hay fever. Psychosom. Med. 13, 1951, 71–82

[20] Joraschky, P. und Köhle, K.: Maladaptation und Krankheitsmanifestation. Das Streßkonzept in der psychosomatischen Medizin. In: Uexküll, Th. v. (Hrsg.): Lehrbuch der psychosomatischen Medizin. München 1979

[21] Jorde, W. und Linskens, H. F.: Pollen als Allergenträger. Allergologie, 1 (1), 1978, 7–10

[22] Katsch, G.: Psychologische und chemische Allergie beim Asthma. Dtsch. Med. Wschr., 80, 1955, 1125–1126

[23] Kleinsorge, H.: Bestehen sichere Kenntnisse über eine bedingt-reflektorische Auslösung des Asthmaanfalls? Allergie und Asthma, 2, 1956, 255

[24] Kleinsorge, H.: Allergie – eine psychosomatische Erkrankung? Med. Klinik, 59, 1964, 1193–1195

[25] Kleinsorge, H.: Therapie allergischer Krankheiten durch Beeinflussung des Nervensystems. In: Filipp, G. (Hrsg.): Pathogenese und Therapie allergischer Reaktionen. Stuttgart 1966

[26] Kleinsorge, H. und Klumbies, G.: Psychotherapie in Klinik und Praxis. München 1959

[27] Kley, W. und Herrmann, J. F.: Allergie aus HNO-ärztlicher Sicht. Allergologie, 1 (1), 1978, 18–22

[28] Lohmann, R.: Suggestive und übende Verfahren. In: Uexküll, Th. v. (Hrsg.) 1979

[29] Maaß, G.: Chronischer Fließschnupfen – ein psychosomatisches Symptom? Diagnostik, 8, 1975, 653–656

[30] Mackenzie, J. N.: A contribution to the study of coryza vasomotorica periodica or so-called hayfever. Brit. med. Journ., 1884

[31] Mackenzie, J. N.: The production of the so-called »rosecold« by man of an artificial rose. Am. Journ. of Med. Science, 1886

[32] Mackenzie, Morell: Hay fever, its etiology and treatment with an appendix on rose-cold. London 1885

[33] Maslow, A. H.: Psychologie des Seins. München 1978

[34] Mason, A. A. and Black, S.: Allergic skin responses abolished under treatment of asthma and hay fever by hypnosis. Lancet, 1, 1958, 877

[35] Marty, P.: La Relation d'objectale allergique. Rev. Franç. Psychoanal., 22, 1958, 5–35

[36] Metzger, F. C.: Emotions in the allergic individual. Am. J. Psychiat., 103, 1947, 697–699

[37] Meyer, V.; Chesser, S.: Verhaltenstherapie in der klinischen Psychiatrie. Stuttgart 1971
[38] Miller, G. A.; Galanter, E. und Pribram, V. H.: Strategien des Handelns. Stuttgart 1973
[39] Murray, N. and Bierer, J.: Prolonged Sneezing, A case Report. Psychosom. Med. 13, 1951, 56–58
[40] Noelpp, B.: Noelpp-Eschenhagen, I.: Bedingte Reflexe beim Asthma bronchiale. I. Intern. Allergie-Kongr. Zürich 1951. Basel 1952, 783
[41] Noelpp-Eschenhagen, I.; Noelpp, B.: New Contributions to experimental asthma. Progr. Allergy, IV, 1954, 361
[42] Noelpp, B.; Noelpp-Eschenhagen, I.: Asthma bronchiale. In: Hdb. Innere Medizin, 4. Aufl., Bd. IV/2. Berlin 1956, 526–805
[43] Ohnsorge, P.: Das Erscheinungsbild »Schnupfen« bei Pollenallergie. Allergologie, 1 (1), 1978, 23–26
[44] Raab, W.: Allergiefibel. Stuttgart 1979
[45] Rakoski, J.: Theoretische Grundlagen der Hyposensibilisierung. Der informierte Arzt, 4, 1978, 77–80
[46] Rechenberger, H. G.: Psychosomatische Aspekte in der Therapie allergischer Atemwegserkrankungen. Psychother. Med. Psychol., 28 (4), 1978, 139–141
[47] Rechenberger, I.: Psychosomatische Aspekte in der Diagnostik allergischer Atemwegserkrankungen. Psychother. Med. Psychol., 28 (4), 1978, 135–138
[48] Redlich, F. C. und Freedman, D. X.: Theorie und Praxis der Psychiatrie. Frankfurt 1970
[49] Reimann, H.-J.; Meyer, H.-J.; Schmal, A.; Stahlenberg, I.: Streß und Histamin. In: New Trends in Allergy. International Symposium, Dermatologische Klinik und Poliklinik München, Germany, August 1–3, 1980, Abstracts, FdM-Schriftenreihe für praktische Medizin, 1980/I
[50] Reimer, Ch.; Hempfing, L.; Dahme, B.: Iatrogene Chronifizierung in der Vorbehandlung psychogener Erkrankungen. Praxis der Psychother. und Psychosom., 24 (3), 1979, 123–133
[51] Revers, W. J.; Revers, R.; Widauer, H.: Herzinfarkt und Psyche. Bern/Stuttgart/Wien 1978
[52] Ring, J.; Ahlborn, R.: Allergische Erkrankungen. Stuttgart 1983
[53] Rüdiger, W.; Ruppert, V.: Allergie. Ein ärztlicher Ratgeber. München 1977
[54] Ruppert, V.; Rüdiger, W.: Rhinitisfibel. München 1971
[55] Sanger, M.: An allergist looks at psychiatry. Ann. Allergy, 28, 1970, 317
[56] Saul, L. J.: The relation to the mother as seen in cases of allergy. Nervous Child, 5, 1946, 332

[57] Saul, L. J.: Feminine significance of the nose. Psychoanalyt. Quart., 17, 1948 a, 51–57
[58] Saul, L. J.: Some observations on the relations of emotions and allergy. In: Alexander, F. und French, Th. M. (Hrsg.): Studies in psychosomatic medicine. New York 1948 b
[59] Schmook, C.; Bastine, R.; Henkel, D.; Kopf, C. und Muchow, C.: Verhaltensanalyse. In: Schraml, W. J. und Baumann, W. (Hrsg.): Klinische Psychologie II. Bern 1974
[60] Schultz, J. H.: Psyche und Allergie. Dtsch. med. Wschr., 60, 1934, 1907
[61] Schultz, J. H.: Psychotherapeutische Behandlung des Asthma bronchiale. Münch. med. Wschr., 49, 1939, 1723
[62] Schultz, J. H.: Asthma bronchiale und Psychotherapie. Dtsch. med. Wschr., 78, 1953, 389
[63] Selye, H.: The stress of life. New York 1956
[64] Selye, H.: Streß-Bewältigung und Lebensgewinn. München 1975
[65] Staehelin, B.: Allergie in psychosomatischer und soziologischer Sicht. Stuttgart 1961
[66] Vogt, R.: Wissenschaftstheoretische Leitlinien in ihrer Bedeutung für die psychosomatische Medizin; S. 9–29. Der psychoanalytische Ansatz; S. 94–104. Der Modellbegriff in der psychosomatischen Medizin; S. 117–121. Psychoanalyse; S. 868–877. In: Hahn, P. (Hrsg.): Die Psychologie des 20. Jahrhunderts. Bd. IX. Ergebnisse für die Medizin (1), Psychosomatik. Zürich 1979
[67] Werner, M.: Rhinopathie und Asthma: psychosomatisch und/oder allergisch bedingt? diagnostik, 8, 1975, 641–642
[68] Werner, M.; Ruppert, V.: Praktische Allergiediagnostik. Stuttgart 1974
[69] Wilson, G.: A study of structural and instinctual conflicts in cases of hay fever. In: Alexander, F. and French, T. (Hrsg.): Studies in psychosomatic medicine. New York 1948
[70] Wittkower, E.: Studies in Hay Fever Patients (The Allergic Personality). J. ment. Sci., 84, 1938, 352
[71] Zenker, W.: Mit Asthma leben lernen. Düsseldorf, Wien 1985

Register